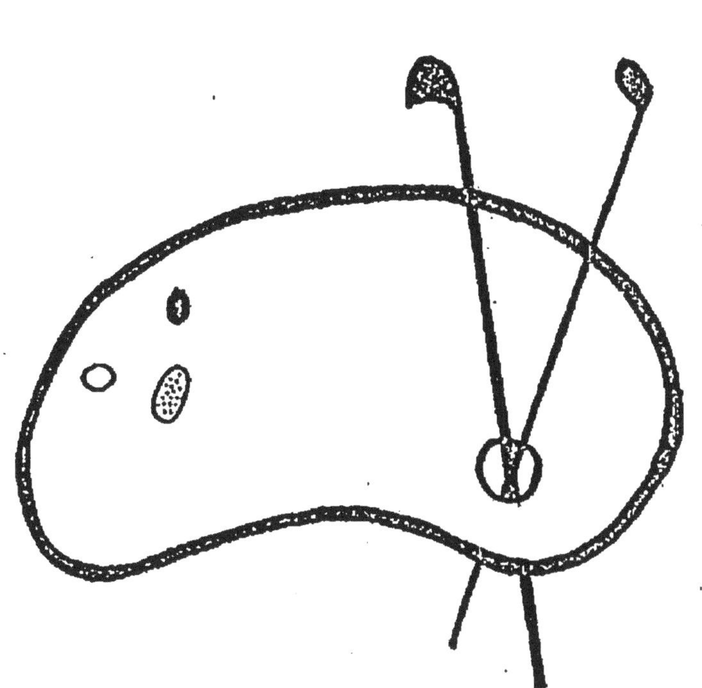

COUVERTURE SUPERIEURE ET INFERIEURE
EN COULEUR

Le Médecin

ET LES MÉDICAMENTS

chez soi

———✦———

HYGIÈNE, MÉDECINE USUELLE, MÉDICAMENTS

ET COSMÉTIQUES

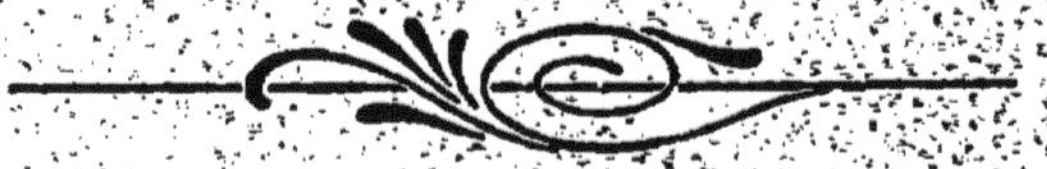

PARIS

ARTHUR SAVAÈTE, ÉDITEUR

76, rue des Saints-Pères, 76

1896

LE MÉDECIN

ET LES MEDICAMENTS

CHEZ SOI

DU MÊME AUTEUR

TRAITEMENT RATIONNEL DES MALADIES DES ORGANES DE LA RESPIRATION. Épuisé.

HYGIÈNE ET SOINS DE LA BEAUTÉ CHEZ LA FEMME. Épuisé.

LE LIVRE DE LA FEMME ET DE LA MÈRE, quatrième édition. — Un volume, franco par la poste : 2 fr. 25.

A. TROSSEILLE

Médecin consultant

~~~~~~~~~~~~~~~~~~~~~~~~~~~~~~~

LE MÉDECIN

ET LES MÉDICAMENTS

CHEZ SOI

—

**Hygiène, Médecine usuelle, Médicaments
et Cosmétiques**

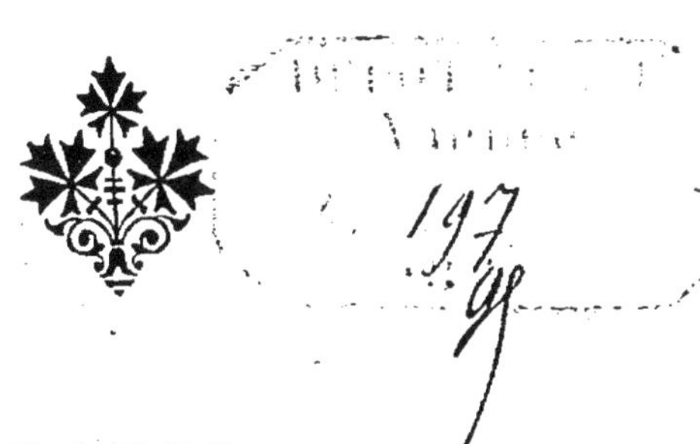

PARIS

ARTHUR SAVAÈTE, ÉDITEUR

76, rue des Saints-Pères, 76

1896
~~~~~~~~~~~~~~~~~~~~~~~~~~~~~~~

PRÉFACE

Ce petit livre s'adresse à tous. Bien portant et malade, chacun y trouvera un ami, un conseiller et un médecin toujours sous la main; en un mot, le médecin et les médicaments chez soi.

Il lui enseignera l'art de faire de bonnes digestions, de conserver sa santé, de vivre bien et régulièrement, de prévenir et de guérir les maladies auxquelles il est, comme tous les hommes, assujetti.

Dans la première partie, je traite de l'hygiène pratique : habitation, soins du corps, vêtement et alimentation.

Dans la seconde partie, rédigée sous forme de dictionnaire, afin de faciliter les recherches, je traite des maladies urgentes et des premiers soins à donner avant l'arrivée du médecin, et des maladies pour lesquelles la consultation par correspondance donne de bons résultats.

Je n'ai pas cru devoir omettre une foule de petits malaises qui sont souvent sans gravité, et pour lesquels on consulte rarement le médecin, mais qui finissent par créer une servitude et un ennui de tous les instants.

Pour les formules, j'en ai restreint le nombre et les ai limitées à celles-là seules que le pharmacien peut délivrer sans ordonnance datée et signée du médecin.

J'ai rassemblé en outre une foule de détails sur les

soins à donner aux malades, et sur la préparation généralement trop peu connue des remèdes simples, efficaces et peu coûteux. Je n'ai rien négligé pour être véritablement pratique.

Enhardi par le bienveillant accueil fait à mes précédents ouvrages, et encouragé tant par les résultats acquis que par la certitude du bien que je puis faire, je me décide à soumettre au public *Le médecin et les Médicaments chez soi*, œuvre de vulgarisation médicale basée sur une expérience de quarante années et appuyée sur les meilleurs travaux des maîtres les plus autorisés.

Le Médecin et les Médicaments

CHEZ SOI

PREMIÈRE PARTIE

HYGIÈNE

L'homme a le strict devoir de se conserver et de préserver sa personne de toute atteinte nuisible à sa conservation et à son développement normal. Dans cette lutte continuelle contre la maladie, il est aidé par l'hygiène et par la médecine : elles lui enseignent à se maintenir en bonne santé, à recouvrer cette santé, s'il l'a perdue, ou tout au moins à prolonger sa vie et alléger ses souffrances.

Hygiène morale. — Le moral a une répercussion profonde sur le physique. Réciproquement, le physique et les deux grandes fonctions du corps — nutrition et reproduction — influent puissamment sur le moral. Il faut donc, sous peine de compromettre l'équilibre entre le corps et les facultés, éviter les excès intellectuels qui exigent de l'être psychique une activité immodérée, et éviter les excès physiques qui oblitèrent l'intelligence et ruinent le corps.

Sur cette double question, l'hygiène se résume en deux mots : continence, modération.

Mais ce n'est pas assez faire que de garder cette sage mesure. L'homme est soumis à des causes externes : les unes favorables et les autres nuisibles à l'organisme. D'où, relativement à l'hygiène de l'habitation, du vêtement et du corps, des règles qui, pour entrer dans des détails familiers, communs et vulgaires, ne laissent pas d'être importantes.

Habitation. — Pour être saine, l'habitation ne devra pas être humide, elle sera le moins possible au rez-de-chaussée. Elle sera spacieuse ; elle recevra beaucoup de lumière directe et de soleil. Elle sera facile à aérer, car on ne se passe pas plus d'air et de lumière qu'on ne se passe de pain ; et leurs effets bienfaisants sont en raison de l'abondance de l'une et de la pureté de l'autre.

Chaque chambre aura ce qu'on a appelé le « poumon » de la maison, ce par quoi elle respire : une cheminée.

Les pièces ne seront garnies que d'un petit nombre d'objets mobiliers, afin de ne pas diminuer la capacité de l'air nécessaire à la respiration des habitants. Peu ou point de tentures, peu ou point de tapis de laine ou de feutre, surtout à demeure : ils fournissent un abri aux poussières malsaines, aux miasmes et à la vermine.

La toilette de la maison sera faite, chaque matin, soigneusement. Les fenêtres seront ouvertes, afin de chasser l'air vicié. Pour essuyer les murailles, les meubles et le parquet, on se servira de morceaux d'étoffe de coton ; jamais de plumeau : il n'enlève pas la poussière, il ne fait que la changer de place. On essuiera minutieusement partout, et principalement dans les coins et dans les parties qui, peu accessibles et par là trop souvent négligées, forment rapidement de vrais réceptacles de débris organiques dangereux pour l'appareil respiratoire. Quand il est possible, le lavage des planchers, carrelages et escaliers, est préférable à tout autre nettoyage.

On accordera encore plus d'attention à la chambre à coucher. Elle sera vaste ; elle ne contiendra que les meubles indispensables ; elle ne sera pas habitée pendant le jour ; et la nuit, on ne devra y laisser séjourner ni végétaux, ni fleurs odorantes.

De toute nécessité, elle aura une cheminée, pour établir, pendant la nuit, une ventilation énergique. Si, par une cause quelconque, le nombre des personnes couchées dans la chambre vient à s'accroître, ou si le tirage de la cheminée est trop faible, on allumera un petit feu, qui aura pour effet de renouveler plusieurs fois le volume d'air de la chambre.

Si un tirage très fort et une ventilation venant de l'extérieur n'empêchent pas le refoulement des gaz résultant de la combustion du coke, de la houille ou de l'anthracite, il serait imprudent d'introduire un appareil à combustion lente et continue (voir à *chauffage*) dans la chambre à coucher, où, la nuit, la température n'a pas besoin de dépasser quinze degrés centigrades. Le matin, faire pénétrer à flots l'air et la lumière, ouvrir les lits, secouer les draps et battre les matelas, les oreillers et les traversins, qu'on exposera au dehors et au soleil, quand faire se pourra.

Le lit et le sommier seront de préférence en fer ; surtout pas d'alcôve. Les matelas, qui doivent être rebattus au moins une fois par année, seront de laine et de crin, et non de plume « à grands frais amassée » ; le corps doit reposer dessus, mais non enfoncer dedans, si l'on nous permet ce pléonasme.

Le ciel de lit sera fait d'une flèche légère et non d'un dais à lambrequins où s'amassent des poussières ; et par la même raison ses rideaux ne seront pas de lourdes tentures, mais d'étoffes faciles à nettoyer. Les draps, de toile pour l'été et de coton pour l'hiver, seront changés fréquemment : tous les quinze jours au moins.

Repos. — Le sommeil repose le corps de la fatigue musculaire et l'esprit de la fatigue intellectuelle. Il rétablit l'équilibre des forces vitales.

Ne pas faire de la nuit le jour et du jour la nuit; se lever matin et se coucher tôt. Le besoin de sommeil n'est pas aussi impérieux et sa durée est moindre pour les personnes robustes et sanguines que pour les personnes faibles, nerveuses et irritables. Cette durée varie d'ailleurs suivant le sexe, l'âge, les habitudes, le travail et les maladies. Chez l'adulte, la moyenne est de huit à neuf heures pour la femme et de sept à huit heures pour l'homme.

Le sommeil est souvent contrarié et rendu difficile par un trop copieux repas du soir. Il doit être cherché dans un exercice modéré et dans le calme moral plutôt que dans les drogues. (Voir *Insomnie,* deuxième partie.)

La nuit, ne pas se couvrir la tête, et ne pas se servir d'oreiller et de traversin trop mous et trop chauds : ils attirent le sang à la tête ; ne pas entasser sur soi les couvertures, afin de ne pas provoquer des sueurs nocturnes et le refroidissement. (Voir *Refroidissement*.) Pour éviter les douleurs et les insomnies ne pas coucher, comme il arrive trop souvent à la campagne, dans une chambre humide, et depuis longtemps inaérée. La literie et les draps doivent être secs ; sinon, faire un grand feu et faire bassiner le lit suivant l'ancienne mode française.

Privés. — La fosse sera étanche et éloignée de tout puits ou prise d'eau. Elle communiquera par une haute manche d'air avec l'atmosphère libre.

Le cabinet sera tenu bien propre et sera ventilé d'une manière constante. La cuvette aura une fermeture hermétique, chaque fois elle sera lavée à grande eau, jusqu'à nettoyage complet et de temps en temps désinfectée à l'aide du chlorure de chaux (chlore du commerce), ou d'une solution de sulfate de cuivre ou de fer, de cinq à dix grammes par litre d'eau. Ces prescriptions, trop négligées, seront plus sévèrement observées encore dans les maladies contagieuses (choléra, fièvre typhoïde, variole, etc.) où les selles et les expuitions sont, à n'en pas douter, un des véhicules de la contagion. En ce cas, pour la désinfection des lieux d'aisances et des vases destinés à recevoir les déjections et expectorations du malade, la dose de l'un ou de l'autre des deux sels sera portée à cinquante grammes par litre d'eau, et à douze grammes pour le lavage des mains de qui soigne les malades.

Le sulfate de cuivre se dissout assez lentement à froid. On activera la dissolution en le jetant dans l'eau bouillante et en remuant. Il corrode les métaux. On le conservera donc en solution dans des vases en verre.

Pour enlever à l'air les miasmes méphitiques, la désinfection s'étendra au cabinet lui-même, comme aussi aux chambres qui ont été occupées par un malade et aux écoles, lors de maladies épidémiques.

On emploie ordinairement, et c'est le moyen le plus facile et le plus efficace, les fumigations d'acide sulfureux. Après avoir fermé et calfeutré les fenêtres et la cheminée, en divers endroits de la chambre, on place des assiettes creuses, dans lesquelles on a mis de la fleur de soufre, des bougies ou des mèches de soufre à raison de 25 à 3o grammes par mètre cube d'air.

Le gaz sulfureux étant irrespirable, il faut mener vivement l'opération de l'allumage, en commençant par l'assiette la plus éloignée. On ferme la porte de sortie derrière soi et on bouche avec soin toutes les issues. La combustion s'éteint d'elle-même, quand le soufre en brûlant a absorbé l'oxygène de l'air. Ouvrir au bout de quelques heures. La désinfection sera complétée par une ventilation énergique.

Chauffage. — Le chauffage se fait à feu clair, comme dans les cheminées ordinaires, à feu lent comme dans les poêles mobiles. Ces poêles qui brûlent nuit et jour, sans augmentation appréciable de dépense, constituent certainement un progrès qu'on n'eût pas osé rêver, il y a vingt ans. Ils sont entrés dans nos mœurs, et ils se répandront encore davantage. En général, ils méritent cette faveur publique par leur installation facile, par leur commodité et par l'économie. L'employé, le commerçant, l'ouvrier et tous ceux qui, par leur profession, sont exposés à revenir fort tard par le froid, la pluie, la neige et la boue, sont heureux de trouver en rentrant au logis une chambre bien chauffée.

Aux malades et aux convalescents, le poêle mobile fournit une température régulière et constante, le jour comme la nuit, sans les transitions brusques et les à-coup des cheminées ordinaires. Toutefois, comme beaucoup de ces appareils dessèchent l'air ambiant, il sera bon de placer dans la pièce un aquarium, une jardinière à eau et à plantes aquatiques, ou un vase quelconque contenant de l'eau dont l'évaporation rendra à l'air l'humidité nécessaire à la respiration. Sauf ce léger inconvénient, le poêle mobile réalise le mode de chauffage le plus avantageux. Il a produit, il est vrai, des asphyxies. Mais ces asphyxies, dont le nombre a été grossi à plaisir, sont imputables moins à l'appareil qu'à la négligence, à l'imprudence et parfois même à la volonté. Telle mort qui a passé pour accidentelle, n'était rien moins qu'un suicide déguisé. Si le poêle mobile était aussi dangereux qu'on l'a prétendu, on ne comprendrait pas comment, rien qu'à Paris, un millier environ de médecins, parmi lesquels des professeurs renommés, puissent se servir d'un appareil dangereux. Pour moi, j'ai depuis cinq années, dans la pièce voisine de ma chambre à coucher, un poêle mobile auprès duquel je travaille et passe mes soirées ; jamais je n'ai éprouvé le moindre inconvénient. J'ai conseillé à beaucoup de mes clients l'usage d'un poêle semblable, tous m'en ont remercié,

Il faut néanmoins quelques précautions. Faire un bon choix d'abord ; puis s'assurer que la cheminée n'est ni bouchée ni crevassée et qu'elle possède un tirage vif et régulier. Le devant de la cheminée sera complètement fermé, par une plaque de tôle ou de zinc percée seulement de l'ouverture dans laquelle s'engage le tuyau du poêle. Ce tuyau, à partir du coude, devra avoir verticalement une longueur de soixante centimètres à un mètre pour prévenir les refoulements de gaz par les temps lourds et les vents d'ouest.

Vêtement. — La peau respire et excrète. Pour que ses fonctions s'effectuent dans les meilleures conditions, il est nécessaire de débarrasser le vêtement de tous les produits de la transpiration. Tout linge mis en contact avec le corps (linge de nuit, gilet et chemise de flanelle, chemise de toile ou de coton, caleçon, bas, chaussettes) sera changé au moins deux ou trois fois par semaine ; plus souvent si les moyens le permettent et si les sueurs sont abondantes.

Nous avouons, soit dit en passant, n'être que médiocrement partisan de la flanelle sur la peau. Nous savons, certes, qu'elle est à la mode. Une personne qui ne porte pas de flanelle n'est pas une personne distinguée ; et un bébé ne vient pas au monde, sans que dans son trousseau ne s'étale le bienheureux gilet de flanelle, qui doit écarter tous les maux.

Quantité de gens en sont arrivés, en effet, à s'imaginer que la flanelle préserve de toute maladie : confiance exagérée qui les fait vivre dans une fausse sécurité et leur fait commettre des imprudences, avec les maladies des voies respiratoires, les rhumatismes, etc., pour récompenses. Mise continuellement et directement en contact avec la peau, la flanelle de laine produit des démangeaisons et des boutons au dos et à la poitrine ; à moins de la porter sur la chemise ou, comme le veut le savant professeur Piorry, « de la doubler d'un tissu fin de coton ou de toile demi-usée. »

Aussi, à la flanelle de laine portée sur la peau, doit-on préférer la flanelle de coton, qui ne produit ni éruptions ni démangeaisons. De plus, elle est aussi saine ; car elle absorbe aussi bien la sueur et sèche plus vite ; et enfin, tout en coûtant moins cher d'achat et de nettoyage, elle est tout aussi confortable. (Voir deuxième partie, *Démangeaisons*.)

De laine ou de coton, la flanelle n'est utile que dans certains cas. Elle peut trouver son emploi dans quelques maladies. Comme elle retient plus longtemps que les autres tissus l'humidité et les résidus des sécrétions de la peau, elle devra être quittée toutes les fois qu'elle aura été mouillée, c'est-à-dire souvent. Et si elle convient à ceux qui s'entraînent à la course, à l'escrime, au canotage, à la paume et à tous les exercices du corps (car elle évite au corps en transpiration la sensation glaciale des tissus ordinaires), elle doit être remplacée par un vêtement sec aussitôt que cesse l'exercice.

En dehors de ces cas et de ces précautions, la flanelle est moins utile que nuisible.

Les mouchoirs seront changés chaque jour.

Lavage du linge. — Nous laisserons de côté ce qui concerne les lessives — qu'elles soient préparées avec les cendres de bois comme autrefois, ou avec les produits chimiques comme aujourd'hui — et le lavage du linge, pour nous occuper de la désinfection rigoureuse de tous les objets ayant servi aux malades atteints de maladies épidémiques et contagieuses, telles que : dysenterie, croup, choléra, fièvre typhoïde, variole; on doit rigoureusement désinfecter tous les objets qui servent aux malades.

Trois procédés : 1° *Sulfate de cuivre.* — Le linge souillé sera mis tremper dans un baquet en bois. contenant une solution de sulfate de cuivre de cinquante grammes par litre d'eau. La dose ne sera que de douze grammes par litre d'eau pour le linge non souillé. Avant d'être mis à la lessive, le linge devra être rincé plusieurs fois à grande eau chaude pour faire disparaître le sulfate de cuivre.

2° *Étuve.* — La literie, matelas, couvertures, oreiller, etc., et les vêtements et le linge seront suspendus dans une étuve chauffée à une température de 105 à 110 degrés, ou dans un four chauffé à la même température, et dans lequel sera placé un grand vase rempli d'eau.

3° *Acide sulfureux.* — Les objets à désinfecter seront placés dans une chambre bien close et suspendus afin que l'acide les pénètre de toutes parts. On procédera, pour le reste, comme il a été dit précédemment. (Voir page 7.)

L'habillement varie suivant les saisons. Au printemps, on évitera de passer trop brusquement d'un vêtement d'hiver à un vêtement léger ; et, à la fin de l'été, on se défiera des soirées fraîches qui succèdent sans transition à la chaleur du jour.

Les pièces du vêtement seront secouées, battues et brossées au grand air tous les matins. Quelle que soit la mode, le vêtement doit être large et ne pas gêner les mouvements.

La chemise ne serrera ni les poignets ni le cou. Pour éviter les rhumes et les maux de gorge, il faut habituer de bonne heure au froid le visage et le cou (Brown-Sequard). On ne portera donc, à moins de froids très vifs, ni cache-nez, ni foulard, ni «boa». Par les grands vents chargés de poussière ou d'humidité, les personnes qui ont la poitrine faible placeront devant leur bouche un foulard fin ou une voilette, afin de tamiser l'air avant son introduction dans l'appareil respiratoire.

Les bretelles sont pour certains hommes une gêne inexprimable. Si l'on se sert de ceinture de cuir, elle doit être large et souple. Pas de jarretières fortement serrées, si on veut éviter les varices.

En dépit des médecins, le corset continue à faire des victimes, à fabriquer des poitrinaires, à préparer de nombreux malades et des enfants mal bâtis. Il n'en peut être autrement, puisqu'il déplace, resserre, étrangle et déforme les organes, et par là produit les maladies organiques du foie, du cœur et de l'estomac, certaines maladies de la matrice, le déplacement de la matrice et les maladies nerveuses.

Le corset n'exercera aucune compression, ni sur les globes mammaires, pour lesquels il ne doit être qu'un soutien, ni sur l'estomac, ni sur les intestins, dont il gênerait alors les fonctions et qu'il forcerait à descendre, en faisant tomber le ventre. La femme enceinte doit le supprimer pendant sa grossesse.

Peau. — La peau respirant par les pores, petits canaux qui servent à l'élimination de certains produits du sang, il faut que ces canaux ne soient pas obstrués.

Les fonctions de la peau ont une action puissante sur la santé générale de chacun ; on ne négligera rien pour qu'elles s'exercent d'une façon régulière.

Matin et soir, sur les parties exposées à l'air, aux poussières et aux émanations malsaines, on fera de larges ablutions, qui seront renouvelées suivant le besoin, lorsque, pour une cause ou pour une autre, la transpiration est augmentée.

Dans ces ablutions, pour rendre plus rapide et plus complète la dissolution des sécrétions de la peau, on emploie l'eau tiède dans laquelle on jette quelques gouttes d'alcool parfumé et on se sert de savon. Mais si l'on tient à conserver à l'épiderme sa douceur et sa souplesse, on ne se servira que du savon de très bonne qualité. On laissera donc au parfumeur le savon rouge, coloré avec les sels de mercure ou de plomb ; le savon vert, avec l'oxyde de chrôme ; le savon marbré, avec le vitriol, et le savon à la glycérine, qui n'est que du savon dur trempé dans de l'alcool bouillant.

Le bon savon est blanc ; séché, il tire au jaunâtre. Il est neutre et ne contient pas d'alcali en excès. Il est doux et onctueux ; il mousse facilement, et ne laisse à la peau ni sécheresse ni rudesse. Quand le savon est insuffisant pour enlever les substances grasses de la peau, on a recours aux corps gras : huile d'amandes douces, huile d'olive, pommade aux concombres, cold-cream, vaseline blanche, ou à de l'eau fortement alcoolisée, puis seulement à l'eau et au savon.

La femme devra user d'une grande discrétion dans l'emploi des poudres, des fards et des crèmes qui, à en croire leurs inventeurs, rendraient à l'épiderme le velouté de la jeunesse. Ces préparations, toujours coûteuses, sont à base de craie, de blanc de zinc, de bismuth, de blanc de plomb, etc., qui produisent en général un effet opposé à celui qu'on attend : ils causent la sécheresse, les rougeurs, les exfoliations de la peau, et déterminent prématurément des rides que le maquillage, toujours dangereux, ne parvient pas à dissimuler.

Bains. — Laissons de côté les soins si importants de toilette intime, pour lesquels nous renvoyons à notre *Livre de la femme et de la mère*, et mentionnons seulement l'hydrothérapie (voir deuxième partie, *Douches*). Les bains d'eau courante et les bains de mer sont toniques et s'emploient avec succès contre les scrofules, l'hypocondrie, l'aménorrhée, etc. Il nous faut constater que nous sommes fort en retard sur les anciens, les Orientaux et les étrangers, et que, dans la vie moderne, le bain n'a pas encore en France la place qu'il occupera, quand le public aura compris combien il est utile à la santé, et quels avantages on en peut tirer dans une foule de malaises et de maladies.

Sous les climats tempérés, on ne devrait pas passer trois ou quatre jours en été, et une semaine en hiver, sans prendre un bain de tout le corps.

Étant donné l'insuffisance balnéaire actuelle, il est ordinairement préférable de prendre le bain chez soi. On a ainsi toute facilité pour sécher la peau avec des linges chauds, et surtout pour se coucher après le bain : le repos, ne fût-il que d'une demi-heure, est toujours très utile. N'entrer au bain qu'à jeun, ou trois ou quatre heures après avoir mangé. A moins d'indication spéciale du médecin, la durée du bain est de vingt à trente minutes. Au delà, il produit la fatigue.

La quantité de liquide nécessaire à un bain pour une grande personne est de trois cents litres environ.

Le rhumatisant qui prend un bain doit maintenir l'eau du bain à 35 degrés, et l'amener à 38 degrés à sa sortie.

Le bain froid (15 degrés centigrades) et le bain frais (20 à 25 degrés centigrades) calment la chaleur générale, diminuent la transpiration et donnent du ton à l'organisme. Ils exigent du mouvement. Ils ont un effet de concentration énergique, d'où peuvent résulter des congestions, des hémorragies et des inflammations internes.

Le bain tiède (de 25 à 28 degrés) est calmant. Il est indiqué dans les fièvres inflammatoires ou bilieuses, dans les inflammations du ventre et de la peau, dans les rhumatismes aigus, les irritations nerveuses, les spasmes, les insomnies, etc. Trop prolongé, il devient débilitant.

Le bain chaud (de 32 à 38 degrés) est excitant, sudorifique et révulsif. On l'emploie dans le rhumatisme chronique, dans certains cas de sécheresse de la peau avec symptômes d'irritation de la poitrine ou du ventre, et pour provoquer le retour des hémorroïdes, etc. L'abus affaiblit, et la trop longue durée peut causer des congestions et des hémorragies pulmonaire et cérébrale.

Bains de vapeur, Bains de siège (Voir deuxième partie).

Mais le bain d'eau pure ne répond pas toujours aux besoins de l'hygiène et de la médecine, et l'on a recours aux bains médicamenteux qui sont, selon les substances qu'ils contiennent, émollients, aromatiques, toniques, etc. (voir deuxième partie). Si pour un motif quelconque le grand bain est interdit, il sera remplacé par des ablutions répétées, soit générales, soit partielles, à l'eau chaude, tiède ou froide, pure ou chargée de substances médicamenteuses. Ces ablutions, surtout en été, sont d'excellente hygiène. Elles n'auraient d'inconvénient que si elles étaient faites à l'eau froide sur un corps en sueur, ou sur un sujet faible et débile.

Mains. — Les mains, dont la beauté est un puissant attrait, ne sauraient être trop soignées. D'une façon rigoureuse, il faut se nettoyer les mains avant le repas et toutes les fois qu'on aura touché quelque objet de propreté douteuse. On nettoiera les ongles avec un cure-ongles en os, et on terminera le nettoyage avec le savon et la brosse à ongles.

Rogner les ongles de préférence avec un canif, dont la coupure est toujours plus nette que celle des ciseaux, et ne pas trop arrondir les ongles sur les côtés.

Contre la sueur des mains, les engelures, les crevasses des mains, voir deuxième partie, *Sueurs, Engelures.*

Pieds. — La chaussure sera souple, ni trop étroite, ni trop large, ni trop courte : talons plats et larges. L'hygiène et la délicatesse veulent que l'on change souvent de bas et de chaussettes, et que l'on prenne de fréquents bains de pieds. Les ongles seront coupés en temps utile, sans jamais être rognés sur les angles. On évitera par là de les voir pénétrer dans les chairs et produire l'ongle incarné qui cause de si vives douleurs, surtout pendant la marche.

Les personnes sujettes au froid de pieds mettront de préférence des bas de coton, et, si la saison est rude, sur les bas de coton passeront des bas de laine. Pour se réchauffer les pieds, on ne les approchera pas trop près du feu et on ne les y laissera pas trop longtemps, pas plus que sur les chaufferettes et bouillottes. La chaleur prolongée produirait la transpiration bientôt suivie de refroidissement ; surtout si les bas ou chaussettes sont en laine, s'ils sont humides, ou s'ils ont été trop longtemps portés. (Voir deuxième partie, *Cor, Engelure, Transpiration des pieds.*)

Chevelure. — La chevelure prête un grand charme au visage humain et surtout au visage de la femme. Elle n'est pas qu'un ornement, et sa disparition n'est pas toujours sans inconvénient sur la santé.

On favorisera son abondance en tenant la tête de l'enfant très propre, en faisant tomber les croûtes de lait au moyen d'onctions huileuses, de lotions tièdes avec de l'eau de son et de fleurs de sureau, de l'eau boriquée (5 grammes d'acide pour un grand verre d'eau bouillante) tiède, et en coupant la chevelure d'assez près, pour faciliter les nettoyages, pour donner de la vigueur aux cheveux follets et ne pas les laisser étouffer sous la masse des grands cheveux. Habituer l'enfant à garder la tête nue et ne pas lui infliger de lourds bonnets en laine ou en fourrure qui produisent, sur le cuir chevelu, une transpiration et une chaleur nuisibles à la végétation du bulbe capillaire.

L'homme, ayant renoncé actuellement à l'antique perruque et aux crinières absaloniennes, porte les cheveux assez courts, et avec raison. Il permet ainsi aux fonctions du cuir chevelu de mieux s'effectuer. Mais, *est modus in rebus*, et nous ne voudrions pas l'engager à se faire sans cesse couper les cheveux : ils gagneraient une tendance à l'allongement et épuiseraient le bulbe capillaire aux dépens de leur vitalité.

De jour, à la chambre, l'homme gardera, le plus qu'il le pourra, la tête nue ; la nuit, il se privera du bonnet immortalisé par le roi d'Yvetot. S'il est chauve, il se couvrira la tête pour séjourner dans un endroit frais ou au grand soleil. Pour ce qui est des soins à donner à la chevelure, il dégagera ce qui le concerne dans ce qui suit.

Chez la femme, la chevelure, pour être belle et être un signe de santé, sera abondante, longue, fine et brillante. Pour la conserver et pour empêcher son altération ou sa chute, il lui faut des soins assidus et intelligents, auxquels doit s'ajouter le meilleur régime alimentaire possible, sans excès d'aucune sorte, ni physiques, ni passionnels, ni intellectuels. Pas de coiffure lourde ni compliquée. De larges nattes peu serrées : la simplicité est une beauté. Ne pas tirailler les cheveux, ni les friser surtout à chaud ; car ils deviendraient promptement secs, durs, cassants, et ne tarderaient pas à tomber.

Si la femme a quelque odorat et quelque goût, elle proscrira de sa toilette ces bâtons si improprement appelés bâtons de cosmétique. Ils lissent et maintiennent les cheveux, mais ils les collent entre eux et forment une crasse impénétrable à l'air et qui, à la moindre chaleur, répand une odeur désagréable.

Même exclusion des pommades à base de graisse : elles rancissent promptement, et les parfums dont elles sont chargées ne servent qu'à en dissimuler les émanations fétides. Elles causent des irritations, des démangeaisons, et produisent des pellicules. Résultat : chute des cheveux.

Nous conseillons, pour l'entretien des cheveux et du cuir chevelu, les lotions toniques, alcoolisées ou huileuses, et les deux pommades suivantes : 1º Moelle de bœuf lavée à l'eau froide, puis fondue au bain-marie et passée sans expression au travers d'un linge fin, 25 grammes ; ajouter, et mêler pendant que le liquide est encore chaud, 15 grammes d'huile d'olive vierge ou d'amandes douces, et quelques gouttes d'extrait de miel anglais ou d'autre essence ; 2º *Pommade tonique contre la chute des cheveux.* Moelle de bœuf préparée comme ci-dessus, 25 grammes ; huile d'olive vierge ou d'amandes douces, 15 grammes ; sulfate de quinine, 1 gramme ; tannin en poudre, 50 centigrammes ; essence de roses, 2 gouttes. On obtient ainsi à peu de frais des préparations excellentes, alors que chez les coiffeurs et les parfumeurs on achète, à des prix fantastiques, des produits nuisibles et quelquefois dangereux.

On maintiendra propres le cuir chevelu et la chevelure, et on aérera les cheveux au moyen du démêloir à dents longues, espacées entre elles, et à pointe obtuse. Le peigne fin pouvait jadis avoir une incontestable utilité quand il s'agissait de donner la chasse à certain gibier qui, fort heureusement, devient de plus en plus rare en France. Aujourd'hui il est à employer le moins possible. On a tout avantage à lui substituer la brosse, qui enlève la poussière et les pellicules, sans irriter le cuir chevelu, sans casser ni arracher les cheveux, et qui provoque une excitation très favorable du cuir chevelu et du bulbe capillaire.

Si l'on fait un fréquent usage de pommade, il est bon, chaque semaine, de nettoyer la tête et les cheveux avec la décoction de son ou la décoction de bois de Panama : écorce de bois de Panama, 50 grammes ; alcool, 200 grammes ; essence de bergamote, 15 gouttes ; faire macérer pendant huit jours et filtrer. Une cuillerée à soupe de cette préparation dans un verre d'eau tiède est suffisante. Faire suivre d'une ablution à grande eau et sécher la tête.

Si, grâce à un mauvais régime alimentaire, à des chagrins, à l'emploi de pommades rancies, d'objets de toilette malpropres, il se produit des démangeaisons et des pellicules, faire cesser la cause pour supprimer l'effet, et employer la lotion dont la formule suit : alcool à 90° et alcoolat de romarin, de chacun 60 grammes ; acide chlorhydrique, 3 grammes ; eau de roses, 30 grammes ; en lotions matin et soir.

Si le mal s'aggrave et si les cheveux tombent, on arrêtera leur chute, à condition que la calvitie ne soit pas héréditaire et qu'il n'y ait pas de cause diathésique, et on activera leur repousse en faisant, matin et soir, une friction sur le cuir chevelu avec la pommade suivante : moelle de bœuf préparée comme nous l'avons indiqué plus haut, 20 grammes ; baume nerval, 10 grammes ; huile d'olive vierge, 10 grammes ; extrait alcoolique de cantharides, 2 grammes ; sulfate de quinine, 1 gramme ; huile rosat, 5 grammes ; alcool pour dissoudre l'extrait, en quantité suffisante ; puis ajouter le parfum.

Ces formules simples et économiques répondent à la plupart des cas. Nous ne pouvons parler ici de ceux qui, liés à diverses maladies, ont besoin de renseignements spéciaux.

Les objets de toilette doivent être personnels.

Dépilatoires. — Ils contiennent presque tous des poisons. Deux systèmes seulement, la poix et la résine, sont inoffensifs. Mais nous engageons à n'y avoir recours que le moins possible. L'épilation n'est que momentanée ; et la culture vivifiant le pigment, ce qui était taillis devient forêt.

Teintures. — Les teintures sont à proscrire, toutes. Elles durent peu de temps, coûtent très cher, sont fort sales et le plus souvent dangereuses. On doit en prendre son parti. Qui a été, ne peut être. On ne trompe personne quand, à soixante ans, on se teint du plus beau noir, et la femme, en prétendant changer la couleur de ses cheveux, commet un véritable acte de folie que bientôt elle regrettera amèrement.

Ces teintures sont, en même temps qu'un défi au bon sens, une exploitation éhontée de la crédulité publique.

Yeux. — Les yeux sont d'une délicatesse infinie. Nous les usons à outrance et ne leur accordons aucune relâche.

Pour conserver la vue, ne pas exposer subitement les yeux à une lumière trop vive, soit directe, soit réfléchie ; il en peut résulter la cécité. Contre l'éclat éblouissant du soleil et de la neige, porter des conserves en verre fumé. Ne pas lire à contre jour, ou en approchant trop près des yeux le livre, le manuscrit, la broderie, la couture, etc.

Ne pas travailler le soir sous une lumière vacillante, insuffisante ou trop crue, ni pendant les repas.

Si un corps étranger (grain de poussière, moucheron) pénètre dans l'œil, mais sans avoir été projeté avec violence comme paille de fer, éclats de verre ou de pierre, on s'en débarrasse facilement par les moyens suivants. Sans frotter, ce qui irriterait et enflammerait la conjonctive, on se fait souffler fortement dans l'œil ouvert. C'est le procédé classique et celui de Figaro dans le *Barbier de Séville.* A défaut d'un tiers, on soulèvera avec une main la paupière supérieure sous laquelle on fera glisser aussi loin que possible la paupière inférieure. Promener le bout d'un doigt en cercle sur les paupières superposées et ouvrir l'œil. Enfin, après avoir roulé un tortillon de papier buvard, se placer devant une glace, soulever la paupière et enlever le grain de poussière ou l'insecte : après quoi on bassinera l'œil avec de l'eau fraîche.

Oreilles. — Leur sécrétion ou cérumen pourrait, par son accumulation, amener un affaiblissement de l'ouïe et même la surdité.

Il est nécessaire de débarrasser du cérumen la partie profonde de l'oreille. Ce nettoyage se fait en même temps que la toilette du visage, au moyen d'un linge roulé, d'un bout de bois entouré d'ouate à l'une de ses extrémités, de cure-oreilles mouillé d'eau tiède ou d'huile d'amandes douces.

Nez. — Le nez est assez souvent le siège de maladies spéciales (polypes, ulcérations, coryza chronique, ozène, fissures, granulations, etc.). Ces maladies réclament souvent l'intervention d'un médecin qui, à l'étude particulière de ces affections, joigne une pratique journalière.

Bouche. — La bouche fraîche, la langue nette, les dents blanches et bien rangées, les lèvres vermeilles, les gencives fermes, uniformes, régulières et roses, et l'haleine pure, sont les indices d'une bonne constitution et d'une santé excellente.

L'hygiène de la bouche consiste à faire des lavages et des rinçages fréquents avec de l'eau tiède aromatisée.

La mauvaise odeur de la bouche se combat par la mixture suivante : bicarbonate de soude, saccharine et acide salicylique, de chacun 4 grammes; alcool à 90°, 150 grammes; essence de menthe, 5 gouttes. Deux cuillerées à café dans une tasse d'eau tiède, pour se gargariser la bouche plusieurs fois par jour.

Dents. — Non seulement les dents embellissent le visage, mais elles sont indispensables à la santé.

C'est par elles que les aliments sont mâchés et triturés. Bien souvent leur perte a pour conséquence les troubles de la digestion et de la nutrition. Gâtées, elles vicient l'haleine et causent des fluxions, des abcès, des névralgies, etc. Pour conserver les dents, on s'abstiendra de manger et de boire trop chaud ou trop froid et de casser, couper ou broyer des corps trop durs. On n'abusera pas des corps acides ni du sucre qui, surtout dans le jeune âge, exerce sur elles un réel effet.

Pour enlever les débris d'aliments qui s'introduisent entre les dents ou dans la cavité des dents, on devra, sans recourir ni aux aiguilles, ni aux épingles, ni généralement aux pointes d'acier, employer de préférence le cure-dents en bois flexible ou en plume. Et, comme le dit le Révérend Alexis, dans son livre des Secrets, « qui n'a accoutumé de laver très bien sa bouche à chacune fois qu'il a mangé, il aura toujours les dents jaunes et l'haleine puante ». On remplacera le cure-dents par des rinçages répétés de la bouche, d'abord à l'eau tiède, puis avec la solution suivante : eau, 1 litre; acide borique, 25 grammes; acide phénique, 1 gramme; thymol, 25 centigrammes (Dr Dujardin-Beaumetz), ou bien encore avec : eau bouillante, 900 grammes; acide borique, 15 grammes; saccharine, 2 grammes; glycérine pure, 60 grammes; alcool à 90°, 100 grammes; essence de menthe, 10 gouttes. Cette solution s'emploie sans addition d'eau, à la dose de deux ou trois cuillerées après s'être rincé la bouche avec de l'eau tiède.

Quant au tartre et aux dépôts qui recouvrent les

dents, ils seront enlevés au moyen de la brosse à dents, un peu rude pour les personnes lymphatiques dont les gencives sont pâles et décolorées, douce pour les personnes dont les gencives rouges et gonflées saignent facilement. A la friction de la brosse, s'ajoute l'action des eaux, élixirs et poudres dentifrices. Entre autres formules, nous recommandons les deux suivantes : 1° *Poudre dentifrice* : Magnésie, 10 grammes; craie préparée, 10 grammes; iris de Florence en poudre, 5 grammes; os de sèche en poudre, 5 grammes; bicarbonate de soude en poudre, 3 grammes; salol en poudre, 3 grammes; mêlez. 2° *Eau dentifrice* (Combes) : Teinture de pyrèthre, 15 grammes; teinture de vanille, 15 grammes; alcoolat de romarin, 30 grammes; alcoolat de menthe, 10 grammes; essence de roses, 1 goutte; teinture de cochenille, 4 grammes; quelques gouttes dans un verre d'eau tiède pour se rincer la bouche. Parfum et goût agréables. Ce sont là d'excellents dentifrices, et il faut les préférer à ces compositions qui, contenant des acides ou des poudres trop dures, usent l'émail des dents et irritent les gencives.

Au reste, en ce qui touche à la toilette, on ne saurait trop se tenir en garde contre les produits mis en vente par des commerçants peu scrupuleux : quoique vantés à toute réclame, ils n'ont en général d'autre valeur que celle du flacon et de l'étiquette.

C'est pourquoi la femme intelligente et économe ne doit pas hésiter à préparer de ses mains les cosmétiques dont elle-même et sa famille peuvent faire usage. A peu de prix elle obtiendra, en suivant nos recettes, des eaux, des élixirs et des pommades véritablement hygiéniques, alors qu'elle paie au poids de l'or des odeurs parfumées, sans effet ou nuisibles. Comme nous l'avons dit ailleurs, jadis la préparation des essences et des parfums était une des occupations favorites des dames de la cour. La mode commence avec les Valois et atteint son apogée pendant le règne de Louis XIV. Sous Louis XV, les marquises et les duchesses ne dédaignaient pas de barbouiller leurs jolis doigts roses d'axonge, de benjoin et de lavande, et c'était le temps où Mme de Warens poursuivait Jean-Jacques au milieu des cornues et des alambics, et avec de grands éclats de rire le balafrait de ses cosmétiques bizarres.

Alimentation. — L'alimentation joue un rôle primordial dans l'existence. Elle soutient la vie, remplace par de nouvelles forces les forces dépensées, et fournit leurs éléments au corps, aux os, aux nerfs, aux muscles et au sang. Elle n'est pas sans influence sur les facultés intellectuelles, et son action est considérable sur la santé.

Elle dépend, quant à la quantité et à la nature des aliments, du climat, du sexe, de l'âge, du travail musculaire, etc.

La question de l'alimentation est complexe. On peut la ramener à deux points de vue : faculté digestive et nutrition.

1° *Faculté digestive.* — Brillat-Savarin a dit une vérité dont le lecteur ne saurait trop se persuader : « On ne vit pas de ce qu'on mange, mais de ce qu'on digère. » La digestibilité, qui varie d'individu à individu, varie dans un même individu. Rien de plus capricieux que l'estomac : il a ses dispositions particulières, permanentes et passagères. Ce qui n'a pas été supporté pendant des mois et des années, digérera à un moment donné le plus facilement du monde, sans causes appréciables; et sous l'influence de certains états (hystérie, passion, alcoolisme, grossesse, etc.) où la vue, le goût et l'odorat sont pervertis, des transgressions alimentaires, qui tiennent du phénomène, gardent une complète innocuité. Par contre, un aliment très sain et jusque-là recherché, provoquera des révoltes invincibles de l'estomac. Aussi est-ce souvent une faute que d'insister auprès d'un malade pour qu'il prenne un met qui lui répugne; car c'est une règle générale : l'appétence double en quelque sorte la faculté digestive. et on pourrait dire qu'un aliment désiré est à demi digéré.

2° *Pouvoir nutritif.* — Ces prémisses établies, et posant en principe que tout aliment est nourrissant lorsqu'il est bien préparé par la mastication et facilement digéré par l'estomac, on a reconnu que dans la moyenne des cas, les aliments, sous un même poids et sous un moindre volume, sont plus nourrissants les uns que les autres et qu'ils conviennent mieux à tel ou tel tempérament et à telle ou telle situation pathologique.

On a été conduit par suite à grouper les aliments selon leur pouvoir nutritif, substantiel, tonique, en régime rafraîchissant, doux ou adoucissant, tempérant et en régime débilitant, auquel le lecteur devra se reporter, mais en se rappelant que ce classement n'est que relatif et qu'il est subordonné à la digestibilité.

Régime. — Dans la nutrition, le régime est l'usage méthodique et raisonné des substances alimentaires solides et liquides. Il joue un grand rôle dans la médecine pratique et il suggérait à Ambroise Paré ces sages paroles à méditer : « Il est plus expédient de sortir d'une maladie par un bon régime que par des médecines qui sont fâcheuses à prendre, difficiles à retenir et pénibles en leur opération. »

Qu'il s'agisse de maladies aiguës ou de maladies chroniques et surtout de diathèses, la diète ou abstinence de nourriture, fait partie non seulement du régime, mais encore du traitement. Très modérée dans le jeune âge où l'accroissement est incessant, elle se supporte plus aisément par l'homme fait, dont les organes sont résistants, par le vieillard, dont les besoins nutritifs sont moins exigeants, et par la femme, dont l'alimentation est d'ordinaire plus légère que celle de l'homme.

En bonne santé, le régime repose sur l'alimentation végétale et animale. La première y doit dominer. En général, on croit trop que « la viande nourrit la viande » : elle est moins nutritive que beaucoup de végétaux. Par exemple, pour un poids de 100 grammes, la fève fournit 4 grammes 1/2 d'azote, la lentille et le haricot près de 4 grammes ; alors que le bœuf sans os — qui est la plus nourrissante des viandes — n'en fournit que 3 %. On peut s'expliquer ainsi l'état florissant des habitants des campagnes qui, sous aucun rapport, ne perdent rien à vivre loin des villes. Je pourrais multiplier ces preuves si le cadre de ce petit livre n'était si restreint.

Le régime tonique et stimulant comprend les viandes noires et fortes (bœuf, mouton, gros gibier, dinde), les cervelles, les rognons, les végétaux amers et aromatiques, les féculents, les œufs, les poissons et les vins généreux. Les lymphatiques et les scrofuleux y trouvent de quoi refaire leur constitution molle et débile.

Le régime *rafraîchissant* est plutôt composé de viandes blanches et de la chair d'animaux jeunes : veau, poulet, pigeonneaux, corps gras, viande gélatineuse, poisson, lait, végétaux mucilagineux, riz, tapioca, sagou, salep, miel, pruneaux ; et *le régime tempérant*, de légumes frais, des fruits et sucs acidulés, de petit lait, des amylacés, du beurre et des graisses,

Le régime débilitant subit une diminution dans la quantité de nourriture et emprunte les aliments aux viandes blanches, jeune veau, poulet, grenouille, aux corps gras, aux huiles, surtout aux légumes herbacés, au miel, aux fruits cuits, pruneaux, pommes, etc. Il convient aux tempéraments sanguin ou pléthorique, bilieux et nerveux. (Voir *Régime dans les maladies.*)

Apéritifs. — On ménagera l'estomac en lui choisissant des aliments qu'il s'assimile sans fatigue et qui conviennent à ses dispositions particulières et à son état actuel. Si l'appétit est languissant, on peut avoir recours momentanément aux apéritifs : ils sont presque exclusivement pris dans les amers : macération de gentiane, de quassia amara, de colombo, de centaurée, d'absinthe, d'écorce d'oranges amères, etc. Mais entendons-nous sur le terme. De nos jours, il n'est pas de bon bourgeois ou d'honnête commerçant ou industriel qui, sa journée finie, ne se croie obligé d'aller s'enfermer dans une salle empestée de tabac, d'alcool, d'aigreurs de bière et de crachats pour faire deux doigts de cour à la « fée verte » ou absorber un apéritif d'une efficacité problématique. De la meilleure foi du monde, il prétend par là se donner de l'appétit, alors qu'il se l'enlève, qu'il accoutume son estomac à une stimulation dont il aura peine à se passer et qu'il contracte l'habitude d'une funeste excitation cérébrale.

Nous ne parlons ni de pareils apéritifs, ni d'apéritifs pris dans ces conditions. Au contraire, on obtiendra d'excellents résultats avec des apéritifs bien choisis, et il est toujours avantageux pour la santé de n'en user que modérément. Un petit verre d'une bonne préparation apéritive, pris une heure avant le repas, stimulera les organes digestifs et fera cesser leur indolence. (Voir *Apéritifs*.)

Condiments. — Les aliments seront préparés avec soin dans des vases bien propres, et dont le revêtement ou l'étamage ne contienne pas de plomb. Pour rendre les mets plus savoureux, plus appétissants et plus frais, et pour activer le travail de la digestion, on y mêle des condiments tels que l'échalotte, l'oignon, l'ail, la ciboule, le persil, l'estragon, le cerfeuil, la moutarde, le bon vinaigre de vin et les cornichons et les oignons qu'on y fait confire. Mais sur ce sujet comme en tout autre, *voluptates commendat rarior usus*. L'usage des condiments doit être très modéré et n'être pas continu. On sera surtout réservé dans l'emploi de ceux qui, comme le poivre, le piment, le gingembre, le girofle, la muscade, etc., contiennent des principes acides, âcres et irritants.

Il faut faire exception pour le sel. Le sel est à la fois un aliment et un condiment. Il est indispensable à l'homme. Sans lui, la digestion serait difficile et quelquefois ne se ferait pas, même en bonne santé, et il convient aux constitutions faibles et délicates. La quantité de sel consommé en vingt-quatre heures varie de 12 à 25 grammes. Elle ne doit pas aller jusqu'à exciter la soif.

Sobriété. — Les aliments seront broyés, triturés, réduits en pulpe par les dents, et imprégnés de salive. C'est à cette seule condition que l'alimentation profitera et que la digestion sera courte et facile.

Les repas seront peu nombreux : le matin, à midi et le soir. Ils seront pris très régulièrement. Ils seront courts et ils cesseront dès que la faim sera satisfaite; or, *ventre nihil novi frugalius*. Il est bon de rester sur son appétit.

Dans le même repas, ne pas varier trop les mets et n'admettre les desserts sucrés qu'à de rares intervalles. Ne pas se livrer à une ingestion d'aliments et de boisson excessive : loin d'être utile, elle est nuisible; car elle surcharge l'estomac et l'oblige à un travail qui est parfois au-dessus de ses moyens et qui entrave ses fonctions. Molière n'avait pas tort d'écrire que « c'est un vrai coupe-gorge qu'une table remplie de trop de viandes ».

Voici comment l'école de Salerne résume l'hygiène de l'estomac :

Au printemps, peu de nourriture
Est convenable à la nature.
En esté, la chaleur du tems
Refuse beaucoup d'alimens.
Prends garde que les fruits d'automne
Ne fassent tort à ta personne.
En hyver, tu peux, librement,
Manger à ton contentement.

Boissons. — De même que les aliments solides satisfont au besoin de la faim, de même la boisson satisfait au besoin de la soif et répare la déperdition des liquides nécessaires au corps.

L'eau est la meilleure de toutes les boissons. Elle doit être de bonne qualité, ne pas contenir de débris organiques, être légère, limpide et aérée et n'avoir pas séjourné dans des récipients en plomb ou trop longtemps dans des citernes. Si elle est suspecte, la faire bouillir et la filtrer. Comme toute boisson, l'eau absorbée en trop grande quantité a de sérieux inconvénients. Elle remplit l'estomac, le distend, délaie le suc gastrique et diminue ses efforts sur les aliments ingérés. L'abus de l'eau fatigue l'estomac, diminue l'appétit, produit la dyspepsie et d'autres maladies plus graves.

Si l'eau est prise trop froide, lorsqu'on est en sueur, il en peut résulter la syncope, la gastrite, les vomissements, la diarrhée, le choléra sporadique, la péritonite, la laryngite, l'aphonie, la congestion pulmonaire, etc. On préviendra ces accidents en laissant le plus longtemps possible dans la bouche le liquide froid, avant de l'introduire à petites gorgées dans l'estomac. On peut, à cette eau froide, ajouter un peu de vin, de cognac, de sucre, ou, avant de boire, manger quelques bouchées d'un aliment solide.

La température préférable pour prendre les boissons est de 12° 1/2 pour l'eau potable, 14 à 16° pour l'eau de Seltz et la bière, 17 à 19° pour le vin rouge, 10° pour le vin blanc, 8 à 10° pour le champagne, 23 à 26° pour le café (10 à 18° pour apaiser la soif), de 38 à 52° pour le bouillon, de 16 à 18° pour le lait, et de 34 à 35° pour le lait chaud.

La bière et le cidre sont des boissons saines, à la condition de n'être pas falsifiées. Le vin n'a pas, comme on le croit généralement, de propriétés nourrissantes. Il suffit, pour en rester convaincu, de savoir qu'il ne contient aucune substance alimentaire ; qu'il renferme par litre de 870 à 920 grammes d'eau, de 60 à 110 grammes d'alcool, du tannin, des éthers, une matière colorante, et quelques sels, parmi lesquels domine le tartrate de potasse, du carbone, 40 grammes, et d'azote, néant.

D'autre part, M. Hugounenq formule cette conclusion : Tous les vins, sans exception, gênent l'action de la pepsine ; les plus chargés en couleur, en alcool, en crême de tartre, sont les plus nuisibles.

Puisque le vin ne contient pas de principes nutritifs, et qu'il renferme des principes nuisibles, il n'y a pas, je pense, grand inconvénient à se passer de vin. Combien de gens n'y ont jamais goûté et qui ne s'en portent que mieux ! La religion défend les boissons fermentées aux peuples orientaux. La race n'en est pas moins belle ni moins forte.

Le vin, on ne devrait pas l'oublier, était jadis considéré comme un médicament destiné à relever les facultés, et à imprimer aux organes et à l'économie une stimulation salutaire. C'est encore ainsi que le cognac et le vin sont prescrits aux malades et aux convalescents ; ou dans certains cas, comme dans l'anémie, le lymphatisme, la débilité, etc., à l'état pur ou en l'associant à des substances médicamenteuses, et en le combinant avec l'air, l'exercice et le régime. Toutefois, comme il est passé dans nos habitudes, le choix du vin n'est pas indifférent.

Proscrire les vins plâtrés, lourds, plats, auxquels l'eau donne une couleur indécise, et qui possèdent un arrière-goût d'alcool mal dissimulé.

Le bon vin rouge de table est léger. L'eau ne lui enlève ni sa limpidité, ni la franchise de sa couleur, ni la finesse de son bouquet.

Les bons vins blancs légers ne sont pas à dédaigner, et ils trouvent dans quelques cas leur emploi en médecine.

Quel que soit le vin, nous recommandons la sobriété. En cette matière, la pente est fatale. On désire retrouver la sensation de bien-être, de contentement et d'énergie physique et intellectuelle qu'on a éprouvée précédemment ; mais l'habitude affaiblit cette sensation, et, pour en jouir de nouveau, on est réduit à augmenter la dose ; puis le vin devient insuffisant, et l'on fait appel à l'alcool.

Plus le vin est généreux, moins on en doit changer dans un même repas, et moins on en doit boire. Une surexcitation momentanée peut, à la fin d'un repas, se payer cher chez certaines personnes. Dans les conditions moyennes de la vie, un homme vigoureux se contentera, par repas, de deux à trois verrées où le vin rentrera pour un tiers. La femme se contentera de une à deux verrées. On comprend que pendant les grandes chaleurs, dans le cas de travaux pénibles, ces moyennes soient augmentées. Encore le vin appelant le vin, comme on l'a dit, agira-t-on sagement en le remplaçant par le café ou par le thé, qui raniment les forces et les soutiennent plus que ne le fait aucune boisson alcoolique, tout en laissant à l'homme toute sa lucidité d'esprit.

En général, il appartient au médecin seul de prescrire les eaux minérales ; mais on peut faire exception pour les eaux dites de table, lorsqu'elles ne contiennent pas de substances médicamenteuses et ne sont pas saturées d'acide carbonique, dont l'excès, comme dans l'eau de Seltz, a pour effet de distendre l'estomac, et d'en amener rapidement la dilatation et l'atonie.

Mais s'il ne faut faire usage du vin, du cidre et de la bière qu'avec modération, et en cela suivre le précepte d'Hippocrate : user et ne pas abuser ; il faut s'abstenir entièrement des alcooliques.

L'alcool est un des fléaux de la vie moderne. Avec la complicité de l'État, il sévit sur toutes les classes de la société, et particulièrement sur le peuple, où l'ouvrier qui, dans les chantiers, doit développer des forces que son alimentation, parfois insuffisante, ne peut lui fournir, cherche un supplément d'énergie dans d'odieux produits frelatés. Partout, même dans les plus petits villages, s'ouvrent de ces établissements d'empoisonnement public, où la génération actuelle va perdre santé, intelligence, argent, honneur et goût du travail ; de là, sans parler des enfants mal conçus, choréiques, idiots, rachitiques, hystériques, épileptiques et prédisposés fatalement au vice et au crime ; de là l'augmentation des maladies de l'estomac, du cœur, du foie, des reins, des congestions pulmonaires et cérébrales (l'alcool ayant une répercussion interne sur le système nerveux cérébro-spinal) ; et l'accroissement de l'épilepsie, de la folie, de la paralysie, et de morts précédées d'épouvantables délires et d'horribles hallucinations.

A l'alcoolisme est étroitement liée la question du tabac. Le tabac dessèche la bouche, lui enlève le goût et produit la soif. L'eau, le vin paraissent fades ; l'alcool seul parvient à réveiller un sens complètement émoussé. De plus, il diminue la mémoire, nuit à la vue, trouble la digestion, cause des maladies nombreuses de la bouche, du pharynx, du larynx et du cœur, et pour comble, amène quelquefois le cancer de la langue ou des lèvres, cancer souvent mortel.

Parmi les boissons, il faut encore compter les infusions de café et de thé, dont les propriétés et les applications sont à peu près semblables.

Ces deux substances, qui sont un médicament, sont aussi et surtout un aliment.

Voici comment le Dr J.-N. Love résume ses recherches sur les usages thérapeutiques et alimentaires du café : 1º L'infusion de café est une des plus précieuses boissons que l'humanité ait à sa disposition ; 2º c'est un excitant à action rapide, préférable à l'alcool ; 3º son administration, à des sujets bien portants ou malades, augmente la sensation du bien-être subjectif, favorise la digestion et l'assimilation, et rend l'organisme plus réfractaire à l'influence nocive des microorganismes pathogènes.

Néanmoins, il ne faut pas abuser du café. Pris à l'excès, il exerce sur l'organisme des troubles nerveux ; mais ces troubles n'atteignent jamais la gravité des maladies de l'alcool.

Le thé jouit des mêmes propriétés.

Sous forme d'infusion, le thé et le café fournissent une boisson saine, agréable, qui nourrit, fortifie et entretient la santé.

Hygiène de l'exercice. — Rien de ce qui sert à développer chez l'enfant les muscles, la force, la vigueur et la pureté du sang, en un mot à donner la santé au corps et consécutivement à l'esprit (*mens sana in corpore sano*), n'est à négliger (gymnastique, course, canotage, équitation, escrime, natation, vélocipède, etc.).

L'âge mûr amène plus de calme. Mais si l'on tient à conserver au corps sa souplesse et le bon fonctionnement de ses organes, ne fût-ce que de l'appareil digestif, il faut mener une vie active et s'arracher à la vie sédentaire. *Habenda ratio valetudinis, utendum exercitationibus modicis*, dit Cicéron, en recommandant aux vieillards un exercice modéré et selon leurs forces.

Faire de fréquentes promenades au grand air, toutes les fois que le temps le permet. ; se créer des occupations matérielles, et parmi elles, il n'en est pas qui soit ni plus saine ni plus attrayante que le jardinage.

Afin d'éviter la sueur qui, en se refroidissant sur

la peau, peut devenir cause immédiate d'une crise, d'un accès ou d'autre accident, les goutteux, les rhumatisants et les personnes sensibles au froid humide, auront soin de ne pas se vêtir trop chaudement. Pour ceux qui se livrent à des exercices plus violents (chasse, longues marches, alpinisme, etc.), il y a des précautions à prendre. En sueur, on évitera de se reposer, de se coucher sur un terrain humide, ou sous un bois, à une ombre très fraîche, et de se dévêtir dans les mêmes conditions. On devra résister à l'attrait des sources : comme nous l'avons dit déjà, ingérer de l'eau froide, c'est pour l'homme en transpiration chercher de gaieté de cœur les maladies les plus graves, et quelquefois la mort. L'exercice terminé, changer de linge de corps.

Dans ce court résumé de l'hygiène, je n'ai pas la prétention ni d'avoir tout dit, ni peut-être d'avoir rien dit de neuf. Toutefois, si le lecteur veut bien le relire, il y trouvera, j'en suis convaincu, matière à réflexion. Il se persuadera que, le plus souvent, c'est nous qui, par ignorance, négligence, imprudence et vanité, nous créons nous-mêmes nos maladies.

Ces règles d'hygiène, si simples et si banales qu'elles paraissent, auront, si elles sont suivies, pour effet certain (j'en atteste une longue expérience) de prévenir, non seulement la maladie, mais aussi de lui opposer, si elle survient, un organisme possédant l'énergie et la force capables de résister à ses assauts.

Nous ne pouvons mieux terminer que par « la somme du régime », empruntée au révérend seigneur Alexis (page 594 de son intéressant ouvrage.)

« 1° Il est nécessaire que vous soyez tenu nettement, et tout ce qui est dans votre logis, en évitant et corrigeant diligemment et tant que vous pourrez le mauvais air ; 2° évitez tout excez et superfluitez, principalement au boire et au manger, et en Vénus si vous enviez ; item au travail, au dormir et au veiller ; 3° évitez viandes trop humides et corruptibles ; 4° item tout ce qui est cause de crudité et d'autres mauvaises humeurs ; 5° vivez sobrement ; 6° beuvez et mangez à heures ordinaires et par bon ordre ; 7° prenez votre repas et faites exercice en temps requis ; 8° maintenez vos évacuations naturelles ou coutumières ; 9° tenez-vous joyeux. »

DEUXIEME PARTIE

MÉDECINE USUELLE ET CONSEILS PRATIQUES

Introduction

Puisque le plus souvent c'est nous-mêmes qui nous créons nos maladies, la santé, la première des richesses, dépend de nous ; on la conservera en suivant les règles de l'hygiène. « Il vaut mieux, dit un personnage de comédie, craindre sans motifs, que de s'exposer sans précaution. »

Traitement préventif. — Lorsqu'on ressent un malaise, local ou général, et que, pour parler familièrement, on n'est pas à son ordinaire, et qu'après la diète et quelques remèdes, le malaise persiste, il ne faut pas hésiter à recourir au médecin. De toutes les façons employées jusqu'à ce jour, c'est encore, quoi qu'on en dise, la meilleure pour guérir. Et n'allez pas, de grâce, par économie mal entendue, par insouciance ou par présomption en des forces trop faillibles, remettre de jour en jour la consultation nécessaire. N'allez pas davantage la demander à des commères ou à ces gens qui, suivant un travers raillé spirituellement par le célèbre bouffon Gonella, ont toujours au service du premier venu uue provision de recettes merveilleuses, mais, en vérité, le plus souvent nuisibles ; car, pendant que le malade se berce dans une folle crédulité et ajoute délai sur délai, le mal chemine sourdement, gagne de proche en proche, et fait tout à coup explosion ou devient chronique.

Prévenez la maladie. — C'est ce qui a été répété mille fois, c'est ce qu'avec son autorité répète encore M. le professeur Jaccoud : « Par le traitement préventif, vous aurez plus de chances de succès ; car il l'emporte certainement en puissance sur le traitement curatif. »

Exactitude dans le traitement. — Mais, dès qu'un traitement est commencé, pour qu'il produise tout le bien dont il est susceptible, il doit être suivi avec exactitude et docilité. « Trop souvent, dit le savant professeur que j'ai cité plus haut, les conseils du médecin sont négligés ; trop souvent ses légitimes exigences sont tenues pour des prétentions exagérées ; le mal qu'il veut combattre n'est qu'un mal possible ; le danger qu'il veut prévenir n'est qu'une hypothèse pessimiste ; et, dans cette situation, il a grand'peine, on le conçoit, à obtenir des intéressés la résignation à une réforme hygiénique, qui est une véritable révolution, en ce qu'elle bouleverse toutes les conditions de l'existence. La conséquence est une série de transactions et d'atermoiements longuement discutés, par lesquels, des moyens proposés, on accepte ce qui est commode et facile, tandis qu'on laisse de côté les prescriptions jugées gênantes et intempestives ; de là un traitement par demi-mesures, dont la stérilité est à peu près certaine. La prophylaxie échoue, non par impuissance propre, mais par incomplète application du traitement. »

Persévérance dans le traitement. — Il n'est pas rare qu'au bout de quelques jours après la consultation, le malade se trouve ranimé ; il attribue cette amélioration, non pas à la médication qu'il a suivie, mais à l'heureuse constitution et au « tempérament de fer » dont il se loue modestement. Il rit de ses anciennes craintes, cesse tout régime, rejette bien loin des ménagements qui sont des entraves à ses affaires ou à ses plaisirs, et retombe dans son ancien genre de vie. Les conséquences ne se font pas attendre. Il importe, au contraire, que le malade soit résolu à guérir, qu'il y mette de l'obstination ; qu'il persévère dans son traitement ; qu'il ne fasse pas son choix dans les ordonnances, et qu'il ait une confiance absolue dans le médecin dont il a fait choix. Autrement, si cette confiance fait défaut, il exécute mal les prescriptions et ne prend les médicaments qu'avec défiance ; et, pour peu que l'amélioration ne soit pas subite ou qu'un léger malaise se fasse sentir, il en rend responsable, non pas la maladie qui suit son cours, mais le médicament qu'il abandonne.

Consultation orale et consultation écrite. — Par leurs travaux incessants et par des observations innombrables et sévèrement contrôlées, les savants modernes ont élucidé la cause d'un grand nombre de maladies et le mécanisme de leurs symptômes.

L'application des indications ayant gagné plus de certitude et plus de facilité, la consultation écrite ou par correspondance devient d'un usage de plus en plus fréquent. Cependant il est des cas difficiles qui exigent un sérieux examen du malade.

La consultation par lettres est utile à toutes les personnes loin desquelles habite le médecin ; à celles qui veulent tenir secrète leur maladie ou leur infirmité, sans la livrer à la curiosité et aux rancunes provinciales des petites villes ou des villages ; à celles qui, lassées et découragées par l'insuccès de traitements antérieurs, désirent suivre un autre traitement.

Pour formuler un traitement judicieux, il faut connaître la maladie, l'apparence qu'elle revêt, les formes qu'elle prend, ses causes occasionnelles ou diathésiques, le tempérament, la constitution, l'âge, le sexe, les habitudes du malade, etc. Or, dans la consultation verbale, le malade éprouve toujours une émotion plus ou moins vive, qui lui fait oublier la meilleure partie de ce qu'il aurait dû dire et de ce qui aurait servi à éclairer le médecin. D'autres fois, par pudeur ou par timidité, il n'ose faire certains aveux ou se confier entièrement ; et il n'est pas rare de le voir faire tous ses efforts pour égarer le diagnostic.

Dans de parcilles conditions, la consultation est faussée et tronquée ; et si elle n'est pas nuisible, elle ne peut apporter ni soulagement ni guérison.

Au contraire, dans la consultation par lettre, le malade prépare son sujet, il le développe à loisir, il s'y montre aussi exact et aussi complet qu'il est désirable ; car il décrit minutieusement, longuement et avec réflexion, des souffrances qu'il a éprouvées et qu'il éprouve encore.

MÉDECINE USUELLE

Abcès. — Amas de pus. On le dit chaud, quand il résulte d'une inflammation aiguë; abcès froid ou symptomatique, lorsqu'il s'est développé sans travail inflammatoire apparent; et abcès par congestion, quand il est situé dans les tissus profonds et près des os.

L'abcès froid et l'abcès par congestion relèvent de la chirurgie. Nous n'avons donc ici à nous occuper que de l'abcès chaud.

L'abcès chaud se produit à la suite d'une écorchure ou d'une piqûre et par la présence d'un corps étranger resté dans les chairs (écharde, pointe d'aiguille, épine, etc.). Les tissus s'enflamment, se gonflent et se tuméfient. Au niveau du point tuméfié, on constate de la rougeur, de la tension et de la chaleur; la pression est douloureuse. Le malade ressent des élancements; des frissons lui parcourent le corps. L'abcès arrive enfin à former une tumeur dont il faut hâter la résolution.

Traitement. — Lorsque les abcès ont leur siège sur un membre, celui-ci doit être placé de manière que son extrémité soit plus élevée, afin que les liquides puissent plus facilement circuler par leur propre poids. Tout au début, on peut chercher à faire avorter l'abcès par l'application de quelques sangsues et par des cataplasmes résolutifs, souvent renouvelés. Ces cataplasmes de farine de lin seront préparés avec une décoction de racine de guimauve, 15 grammes ; de pavot, 3o grammes ; pour un litre d'eau (faire bouillir pendant une demi-heure et passer), et arrosés d'eau résolutive (voir ce mot). On obtiendra un effet à peu près semblable avec des cataplasmes préparés avec de l'eau boriquée ou phéniquée (voir *Eau boriquée et Eau phéniquée*). Mais, si après quelques jours la tumeur ne s'est pas résorbée et si la suppuration commence à s'établir, on reviendra aux cataplasmes émollients.

L'ouverture de la plaie sera aidée par l'application d'un emplâtre d'onguent de la mère qu'on recouvrira d'un cataplasme de mie de pain bouillie dans du lait.

L'abcès, arrivé à maturité, pourra être ouvert par incision ou par ponction. Dans tous les cas il sera nettoyé avec soin : on y fera, à l'intérieur, des injections avec de l'eau boriquée (4 grammes d'acide borique pour un verre d'eau bouillante, l'acide borique étant plus soluble à chaud qu'à froid). Sur la plaie on appliquera des compresses imbibées dans une solution antiseptique préparée soit avec l'acide phénique, l'acide borique, le salol ou l'aristol.

Acné. — (Voir *Nez rouge*.) Traitement par l'eau chaude. Deux ou trois fois par jour, on tamponnera pendant une minute les points malades au moyen d'un linge fin trempé dans de l'eau chaude. Elle doit être assez chaude pour que, sur le premier moment de son application, la température paraisse à peine supportable par les malades. Il va sans dire que l'on peut y ajouter des substances médicamenteuses si l'eau chaude seule ne suffisait pas à la guérison. Suivre un traitement général approprié à la cause qui a déterminé la maladie. 1° *Pommade contre* *l'acné* : Naphtol, 5 grammes ; soufre précipité, 25 centigrammes ; savon noir, 10 grammes ; vaseline, 10 grammes ; pour un onguent avec lequel on fera des onctions et qu'on laissera en contact avec les parties malades pendant une demi-heure à une heure ; laver ensuite pour enlever l'onguent ; répéter ces onctions tous les soirs. 2° *Topique pour être employé de la même manière* : Résorcine, 5 grammes ; oxyde blanc de zinc, 5 grammes ; amidon en poudre, 5 grammes ; vaseline, 15 grammes ; pour un onguent mou.

Antiseptie de la bouche. — 1° Pour le professeur Unna, le moyen le plus efficace de désinfection buccale consiste à se nettoyer les dents avec une brosse abondamment chargée de chlorate de potasse finement pulvérisé. Il va sans dire qu'après ce nettoyage, la bouche doit être rincée soigneusement avec de l'eau. Le nettoyage des dents au chlorate de potasse mitigé, tel qu'il est préparé par la parfumerie, laisse après lui une sensation de fraicheur qui, de même que l'effet antiseptique du médicament, s'étend jusqu'aux amygdales et au pharynx. Il constitue le meilleur moyen à employer pour combattre la fétidité de l'haleine, et c'est surtout un excellent moyen de prévenir les angines infectieuses, les maux de gorge et la diphtérie. Ce dentifrice ne sera pas employé dans les cas de lésions et d'érosions de la bouche, ni chez les enfants. 2° *Autre antiseptique de la bouche* (du docteur Dujardin-Beaumetz) : Eau, 1 litre ; acide borique, 25 grammes ; acide phénique, 1 gramme ; thymol, 25 centigrammes ; en rinçage de la bouche après tous les repas.

Affusion. — L'affusion consiste à verser sur le corps et les parties du corps un liquide froid, tiède ou chaud. Elle diffère de la douche en ce qu'elle se fait de moins haut et sous forme de projection.

Anémie. — Diminution des globules du sang et augmentation de la partie aqueuse (sérum).

Causes. — Hémorragies, nourriture insuffisante ou de mauvaise qualité, maladies chroniques, cachexie avancée, défaut d'exercice, habitation sombre et mal aérée, et enfin certaines professions : peintres, mineurs, etc.

Symptômes. — Peau et muqueuses pâles, décolorées, molles, bouffies. Pas de force, essoufflement au moindre exercice. Tendance à dormir. Battements du cœur bruyants et éclatants. Pouls faible, petit et assez vif. Plus tard, avec un état nerveux assez prononcé, surviennent : migraines, névralgies, syncopes, étourdissements et troubles digestifs et intestinaux.

De durée très variable et de terminaison ordinairement favorable, l'anémie peut cependant avoir une issue fatale ; car, négligée, elle finit souvent par la phtisie. Par conséquent, elle doit être soignée sans délai.

Traitement. — Faire cesser les causes déterminantes, si cela est possible. Régime fortifiant, amers, ferrugineux, alimentation substantielle et variée, vins généreux, frictions sèches sur les membres et sur le trajet de la colonne vertébrale. Séjour à la campagne, aux bords de la mer, au grand air et surtout au soleil.

Angine couenneuse (Voir *Croup*).

Anthrax bénin (Voir *Furoncle*).

Apoplexie cérébrale (*Hémorragie cérébrale, Congestion cérébrale, Coup de sang*). — L'afflux brusque du sang et son accumulation dans le cerveau, sans rupture des vaisseaux (congestion cérébrale), ou l'épanchement plus ou moins prompt et plus ou moins considérable du sang dans là substance cérébrale, déterminent l'apoplexie, caractérisée par la perte complète ou incomplète de l'intelligence, du sentiment et du mouvement, sans que la respiration et la circulation soient suspendues.

Causes. — Age avancé, sexe masculin, tempérament sanguin, brièveté du cou, saison très froide ou très chaude, hérédité, alimentation excitante, écarts de régime, abus de l'alcool, insolation, maladie du cœur, efforts violents ; joie, peur, colère excessives ; suppression de flux de sang habituels, constriction du cou, contusions ou chutes sur la tête, constipation continue.

Rarement l'apoplexie se produit sans signes avant-coureurs : légers étourdissements, pesanteur de la tête avec tendance au sommeil après les repas et éblouissements. Si l'attaque est très prochaine, aux éblouissements s'ajoutent : vertiges, bluettes, tintements d'oreilles, troubles de la vue, mal de tête, coloration de la face congestionnée et faiblesse musculaire.

L'apoplexie peut être fatale. On la conjurera presque toujours par le traitement préventif.

Traitement préventif. — Se purger fréquemment, prendre des bains de pieds (voir *Purgatifs, Bain de pieds*) ; ne pas se couvrir la tête, se soustraire à -

toutes les causes qui peuvent déterminer l'afflux du sang vers le cerveau. Les sanguins éviteront les excès de table et suivront un régime débilitant (voir *Hygiène* et *Alimentation*) ; de temps en temps, sangsues à l'anus.

Quand l'attaque se produit, appeler le médecin.

En attendant, placer le malade la tête élevée, le débarrasser de ses vêtements et lui éviter toute compression. Application simultanée d'eau très froide ou de glace sur la tête, et de sinapismes aux extrémités des quatre membres. Sangsues derrière les oreilles et à l'anus. Quand le malade a repris connaissance, frictions sur les membres ; lavement purgatif : 20 grammes de séné et 3o grammes de sulfate de soude (faire bouillir pendant cinq minutes dans deux verres d'eau et passer). A défaut de ces substances, lavement avec deux verres d'eau tiède, dans laquelle on fera dissoudre une cuillerée à soupe de sel gris de cuisine.

Les accidents consécutifs seront traités par le médecin.

Asphyxie. — État de mort apparente, résultant de la cessation de la respiration. L'asphyxie est produite par la submersion, la strangulation et par la respiration de gaz toxiques, chlore, acide sulfureux, carbonique ou azotique : vapeurs du charbon, des fosses d'aisances, etc. Appeler le médecin sans tarder. En attendant exposer le malade à l'air, et après lui avoir ôté ses vêtements, le placer la tête haute sur un matelas formant un plan incliné. Frictions sèches, aromatiques, excitantes et alcooliques (eau de mélisse, eau de Cologne, eau-de-vie pure ou camphrée, alcool camphré). Fomentations fréquentes avec des linges chauds ; frapper la paume des mains avec force. Allumer des allumettes soufrées et les passer sous le nez de l'asphyxié : le dégagement d'acide sulfureux, ayant pour propriété de provoquer la toux, provoque par conséquent l'inspiration. Chatouiller la gorge, la luette et les narines avec une barbe de plume. Diriger le jet d'air d'un soufflet sur la face, le nez et la bouche ouverte. Pratiquer l'insufflation de bouche à bouche. Produire artificiellement des mouvements respiratoires, en exerçant alternativement des pressions sur la poitrine et sur le ventre, ou en élevant verticalement les bras du malade et en les abaissant le long du corps. Enfin on emploiera avec beaucoup de chances de succès le procédé du professeur Laborde. Ce procédé consiste à saisir la langue avec un linge (pour qu'elle ne glisse pas de la main) et de l'attirer au dehors et en avant en exerçant des tractions régulières d'arrière en avant.

Noyé. — Le noyé, à sa sortie de l'eau, sera promptement déshabillé et essuyé avec du linge chaud, sa tête sera élévée et un peu inclinée sur le côté pour faciliter la sortie des liquides contenus dans la bouche et les voies aériennes. Si les mucosités avaient de la peine à sortir, on titillerait la luette avec une barbe de plume. Ne donner à boire au noyé que lorsqu'il a repris connaissance et qu'il peut avaler. Frictions et soins ci-dessus. Lorsque la réaction s'établit et s'accompagne de fièvre, il est nécessaire d'appliquer des sinapismes aux membres inférieurs et de faire une émission sanguine, soit par la saignée, soit au moyen de sangsues appliquées derrière les oreilles.

Asphyxie par le froid. — Dans ce genre d'asphyxie, il est de la plus haute importance de ne rétablir la chaleur que lentement et par degrés. Si on s'écarte de cette prescription, le malade est irrévocablement perdu.

Si le froid est de plusieurs degrés au-dessous de zéro, frictionner le malade avec des linges mouillés d'eau froide ou avec de la neige. Essayer de ranimer la respiration. Quand il commence à donner des signes de vie, coucher le malade dans un lit froid et dans une chambre sans feu. S'il peut avaler, lui donner quelques cuillerées d'eau additionnée d'eau-de-vie, d'eau de mélisse ou de rhum. S'il y a propension à l'assoupissement, lui donner de l'eau vinaigrée et des lavements avec de l'eau de savon ou de l'eau salée.

Asphyxie par la chaleur. — Porter l'asphyxié dans un endroit frais et le débarrasser de tout vêtement pouvant gêner la circulation. Débarrasser le cerveau par une application de sangsues derrière les oreilles. Bains de pieds tièdes avec addition de farine de moutarde, et à défaut avec du sel, de la cendre ou du vinaigre (voir *Bains de pieds*).

Quand le malade peut avaler, lui donner de petites gorgées d'eau acidulée avec du vinaigre ou du citron. Les boissons alcooliques ou aromatiques sont nuisibles. Les lavements d'eau vinaigrée sont utiles.

Si l'asphyxie a été déterminée par l'action du soleil, comme cela arrive aux moissonneurs, militaires, etc., le traitement est le même, mais il faut

insister sur les compresses d'eau froide sur la tête.
C'est surtout dans ces cas que les dérivatifs et la
saignée sont utiles.

Asphyxie par l'écume bronchique. — Dans les
bronchites graves et dans certaines coqueluches,
lorsque l'asphyxie menace le malade, on ne doit pas
hésiter à administrer un vomitif et les médicaments
expectorants.

Asphyxie des nouveau-nés. — Cette asphyxie sera
traitée immédiatement par l'accoucheur. Dans le
cas assez rare où celui-ci manquerait, on commence-
rait par débarrasser la bouche, les narines, des mucosités; air frais, flagellation sur les fesses, insufflation de bouche à bouche et tractions rithmées de la
langue comme il a été dit plus haut.

Le médecin appelé indiquera le reste du traitement, selon la cause de l'asphyxie.

Asthme. — Difficulté de respirer se manifestant
sous forme intermittente, et plus souvent le soir et
la nuit que pendant le jour.

Causes. — Susceptibilité des bronches et des
nerfs du système respiratoire, due à des influences
variables et souvent très légères, comme l'air, le
séjour prolongé dans une atmosphère chargée de
poussières (minoterie, ateliers de polissage à sec,
fours à chaux et à ciment, etc.). L'asthme est parfois
symptomatique d'autres maladies.

L'attaque est déterminée par les causes les plus diverses; fréquemment par une contrariété, une émotion, une odeur, des poussières, etc. Quand elle se
produit, le malade est subitement réveillé par une sensation pénible de compression et de resserrement de

la poitrine. Très grande et douloureuse difficulté de respirer. Rougeur, puis bouffissure avec teinte plombée de la face. Voix brève et anxieuse. Respiration bruyante avec sifflement aigu à chaque inspiration. Expectoration muqueuse, perlée et plus ou moins épaisse. Sueurs ou urines abondantes. D'ordinaire, après l'accès, dont la durée va de une heure à quatre heures, sommeil calme.

Pendant l'accès, le malade sera assis sur son lit dans une chambre aérée. On lui donnera des infusions froides de lierre terrestre, de mélisse, de camomille, et, mieux encore, 2 ou 3 grammes de chloral hydraté dans 80 grammes de sirop de groseilles ou autre liquide, en une fois (professeur Bouchut). Si la tête est congestionnée, sinapismes aux membres inférieurs.

Pour prévenir la maladie et les accès, le malade se soustraira aux causes déterminantes. Éviter le froid humide et la chaleur excessive, vivre à l'écart des grandes agglomérations d'hommes, et habiter au fond des vallées, loin du vent et de la poussière, et en se protégeant contre les variations brusques de la température par des vêtements de laine. Assez souvent le changement d'habitation et de pays suffit pour faire disparaître l'asthme. Mais s'il est symptomatique de maladies du cœur, des bronches, des poumons et particulièrement de l'emphysème pulmonaire, sa guérison dépend de la maladie dont il est la conséquence.

Bains (Voir *Hygiène*). — Comme nous l'avons dit, le bain d'eau pure ne suffit pas toujours aux exigences de l'hygiène et de la médecine : on complète ses effets par l'action de substances médicamenteuses.

Bain émollient. — Le bain émollient relâche et amollit le tégument externe. Il se prépare avec le son, avec la farine de lin, avec la guimauve ou avec les espèces émollientes (voir *Espèces émollientes*). On prépare un bain émollient en mettant, dans un sac, soit 1 à 2 kilogrammes de farine de lin fraîche ou 4 ou 5 litres de son, ou encore 500 grammes d'espèces émollientes, qu'on ferait bouillir dans 6 litres d'eau pendant une demi-heure, presser longuement dans l'eau du bain. Ces bains sont indiqués contre les démangeaisons et l'irritation de la peau.

Bain stimulant aromatique. — Comme son nom l'indique, il excite les fonctions de la peau, donne du ton et provoque une excitation favorable à l'organisme. Dans l'eau du bain, verser le mélange suivant : alcool, 50 grammes ; essence de thym, de romarin, de lavande et de serpolet, de chaque 4 grammes ; on peut ajouter 250 grammes de carbonate de soude.

Bain aromatique le plus agréable. — Teinture de benjoin, 30 grammes ; essence de thym, 15 grammes ; eau de Cologne, 100 grammes. Verser le tout dans l'eau du bain et agiter quelques instants.

Bain de lavande. — Très utile dans le rhumatisme. Il se prépare avec le mélange de : essence de lavande, 5 grammes ; alcool, 45 grammes, qu'on ajoute à l'eau du bain.

Bain alcalin. — Les bains alcalins débarrassent la peau de l'enduit sébacé et favorisent la fonction de la peau. On les emploie contre les démangeaisons, certaines maladies de la peau, comme l'acné, et contre la goutte et le rhumatisme chroniques, Ils remplacent les bains d'eau de Vichy. On prépare un bain alcalin en faisant dissoudre dans l'eau du bain de 250 à 300 grammes de carbonate de soude du commerce.

Bain sédatif alcalin. — Mélanger à l'eau du bain : carbonate de soude, 250 grammes ; bromure de potassium, 5 grammes ; essence de thym, 2 grammes ; de romarin, 2 grammes, pour un bain, auquel on peut ajouter de 2 à 3 kilogrammes de sel de cuisine. Ce bain, en outre de ses propriétés alcalines, est rendu calmant et tonique par le bromure et par le sel. Il remplace avantageusement le bain de Pennès.

Bain de tilleul. — Il se prépare en faisant bouillir pendant quelques minutes de 500 à 1,000 grammes de fleurs de tilleul munies de leurs bractées dans 3 litres d'eau. Utile contre les spasmes, pour combattre l'état nerveux et employé comme calmant pour les enfants. On emploie pour les mêmes cas le bain de valériane.

Bain de sel gris. — Dans l'eau du bain, faire dissoudre de 1 à 2 kilogrammes de sel gris ou de sel qui a servi à saler la morue : contre le rachitisme.

Bain savonneux. — Dans 1 litre d'eau, faire dissoudre 1 kilogramme de savon blanc. Verser dans l'eau du bain.

Bain parfumé. — Faire dissoudre, dans 125 grammes d'alcool, de 5 à 20 grammes de l'essence que l'on préfère, eau de Cologne, bon vinaigre de toilette ou essence de savon dont voici une excellente formule : savon blanc, 360 grammes ; alcool à 56°, 1000 grammes ; eau pure, 500 grammes ; carbonate de potasse, 15 grammes ; essence de bergamote, 10 grammes, De 125 à 250 grammes de cette composition suffisent pour un bain.

Bain sulfureux. — Il est indiqué contre la gale, les maladies de la peau et certains rhumatismes. Faire dissoudre de 100 à 120 grammes de sulfure de potassium dans 1 litre d'eau bouillante et verser dans l'eau du bain. A ce bain on devra préférer le bain de Barèges artificiel.

Bain de Barèges artificiel. — A l'eau du bain on ajoutera le mélange suivant : monosulfure de sodium, 60 grammes ; chlorure de sodium (sel de cuisine), 60 grammes ; carbonate de soude sec, 30 grammes. Les bains sulfureux attaquant les baignoires en zinc ou en cuivre étamé, doivent être pris dans des baignoires en bois. Pour désinfecter l'eau du bain avant de le jeter, il suffit d'y mettre 100 grammes de sulfate de zinc (couperose blanche).

Bain gélatineux. — Faire dissoudre 500 grammes de gélatine concassée dans 5 litres d'eau. Ajouter à l'eau du bain. Contre le lichen et le prurigo.

Bain de siège. — Le bain de siège est d'une grande utilité en médecine. Il se prescrit dans les inflammations des organes que contient le bassin (inflammation des intestins, de la vessie, de l'urètre, de la matrice et de ses annexes) et pour rappeler les règles arrêtées, les hémorroïdes supprimées, etc. La température est celle du bain chaud, de 32° à 35 et même à 40° centigrades. Il est presque toujours simple, et quand il est chargé de principes médicamenteux, ce n'est ordinairement que de principes émollients.

Il se prend dans une baignoire spéciale appelée bain de siège, ou, à défaut, dans un baquet. Le malade est assis ; le séant et le bassin seuls plongent dans le bain. Le buste est presque entièrement hors de l'eau. Les jambes sont pendantes hors de la baignoire. Comme dans le bain de pieds, il faut envelopper complètement le malade et la baignoire pour éviter le refroidissement. Selon la nature du mal et le but qu'on se propose, la durée du bain de siège varie de une demi-heure à une, deux ou trois heures. On entretiendra le bain au degré de chaleur voulu en remplaçant l'eau refroidie par de l'eau chaude.

Bain de pieds. — Il se prend dans un seau ordinaire ou dans une cuvelle en bois ou en zinc. L'eau affleurant le dessus des chevilles et mieux le milieu du mollet. En hygiène, il s'emploie pour la propreté des pieds ; on peut y faire dissoudre du carbonate de soude, du savon, ou y mêler un peu de lessive.

En médecine, il est le plus souvent indiqué comme dérivatif. Lorsqu'il est d'eau pure, l'eau doit être très chaude, de façon que l'on ne puisse y enfoncer les pieds sans un peu de douleur.

Souvent, à l'eau on ajoute quelques substances irritantes : carbonate de potasse ou de soude, 150 grammes ; sel de cuisine, 200 grammes ; vinaigre, 1 litre ; cendres de bois, environ 2 litres, etc.

Pour obtenir une dérivation ou une révulsion plus énergique, on a recours au bain de pieds sinapisé. Il n'en est pas de plus utile et de plus recommandé ; communément il est mal préparé. Certains emploient l'eau trop chaude qui neutralise le principe actif de la moutarde. D'autres, à la farine de moutarde ajoutent du sel ou du vinaigre, et au lieu d'augmenter l'action de la moutarde, ils l'annihilent.

Pour retirer de ce bain tous ses effets bienfaisants, l'eau n'étant que tiède, y plonger les pieds et répandre seulement alors de 125 à 250 grammes de farine de moutarde ; agiter légèrement. Entourer le malade d'une couverture et envelopper les jambes et la cuvelle.

La durée du bain de pieds sinapisé dépend de la sensibilité du malade : de un quart d'heure à une demi-heure. Il est bon de la prolonger de cinq minutes, après que la douleur aura été ressentie. Si le malade ne peut facilement se lever, le faire asseoir sur le bord du lit, le soutenir en arrière avec des oreillers sans qu'il cesse d'être bien couvert, et placer la cuvelle assez près et assez haut pour que le malade puisse y placer les pieds sans se fatiguer.

Les bains de pieds et de mains froids (pédiluves et manuluves) sont très utiles lorsqu'ils sont pris immédiatement après la foulure, l'entorse ou la brûlure, en attendant les secours du médecin.

Bains de vapeur. — Le bain de vapeur est extrêmement utile contre les rhumatismes, les fatigues musculaires et certaines paralysies.

Les petites villes et les villages en seraient privés si l'on n'avait recours aux moyens suivants : 1° Placer le malade dans un lit dont le drap de dessus et la couverture seront soulevés par des cerceaux. Le malade aura la tête hors de cet appareil. Introduire dans le lit un vase en fonte, de cuivre ou de fer, contenant 2 kilogrammes de chaux vive concassée. Le vase sera placé entre les jambes du malade et devra reposer sur une base assez ferme pour ne pas basculer et être assez grand pour contenir la chaux dont le volume augmentera sensiblement sous l'action du liquide. Sur cette chaux verser peu à peu environ un litre d'eau chaude ou d'une décoction chaude faite de plantes aromatiques, de genièvre ou de copeaux de sapin, ou bien encore d'une partie de la solution indiquée au bain de Barèges. D'abondantes vapeurs se dégageront. Il faut bien se garder d'entourer la chaux avec des linges mouillés, car la chaleur développée par la réaction est assez intense pour enflammer les linges.

2° On prend un morceau de chaux vive de la grosseur d'un citron et on frotte légèrement un drap que l'on a préalablement humecté. On enveloppe alors ce drap ainsi préparé dans un second drap parfaitement sec et on plie le tout de manière à former un paquet plus long que large. On prépare ainsi deux paquets que l'on place de chaque côté du malade. Bientôt l'eau se combine à la chaux et une chaleur abondante et humide se développe. L'effet peut durer deux heures.

On peut encore obtenir le même résultat en plaçant le malade dans une baignoire, dans un tonneau ou sur une chaise entourée de couvertures où il sera assis. La tête émergera au dessus. Aux pieds, on placera une lampe à alcool à quatre becs, sous un vase d'eau bouillante ou d'une décoction comme ci-dessus.

Bronchite (*Rhume*). — La bronchite débute par

la courbature, des petits frissons, du malaise, du mal
de tête et par de la fièvre. Ces symptômes sont assez
souvent accompagnés de rhume de cerveau ou d'un
peu d'angine. Puis la toux apparaît, sèche, quinteuse, pénible, avec oppression et douleur au
niveau du larynx et de la trachée. Trois ou quatre
jours après la fièvre diminue et l'expectoration
commence. Les crachats, d'abord plus rares, sont
transparents et visqueux, puis deviennent bientôt
jaunâtres, jaunes, verdâtres, purulents et plus abondants. A côté de cette forme il en existe d'autres où,
la congestion dominant, l'expectoration manque
pendant longtemps; d'autres, au contraire, où le
catarrhe tient la première place; dans ce cas, l'expectoration est plus abondante.

Chez les enfants, chez les vieillards surtout, chez
les adultes mal soignés, s'exposant au froid, aux
poussières, la bronchite peut devenir très grave.

Chez les tuberculeux, la bronchite est une cause
d'extension de la tuberculose pulmonaire. Voici à ce
sujet l'opinion de M. le professeur Potain : « Il est
impossible de contester l'importance accélératrice
du rhume sur la marche de la tuberculose; du jour
où l'on s'enrhume, il y a progression de la tuberculose latente ou silencieuse, et de la sorte le froid
humide accidentel, qui détermine une bronchite,
peut être l'origine d'une bacillose active; il est donc
toujours sage et souvent préventif de soigner le
rhume récent. Le type du rhume, surtout des bronchites limitées, est la trachéite, qui se révèle par
une toux rauque spéciale et par une douleur partant
du larynx jusqu'à la base de la trachée. »

D'autre part, M. le professeur Debove, dans ses leçons cliniques, fait la remarque suivante : « La phtisie débute presque toujours par une bronchite, un rhume négligé, et cela parce que les sécrétions bronchiques offrent aux bacilles, qui flottent dans l'air, un excellent milieu de culture. Nous disons même que le danger de la contagion existe presque exclusivement pour les sujets atteints de bronchites. »

Traitement. — Commencer par une purgation, huile de ricin ou magnésie calcinée. Cataplasmes de farine de lin sur le devant de la poitrine, garder la chambre et prendre en abondance des boissons chaudes alcoolisées : fleurs pectorales, lierre terrestre, capillaire, hysope, etc. La tisane suivante donne de très bons résultats : faire bouillir une grosse tête de pavot brisée en menus morceaux pendant vingt minutes dans 1 litre d'eau; ajouter 125 grammes de sucre candi ou de miel, 15 grammes de fleurs pectorales, 10 grammes de lierre terrestre ou de capillaire. Laisser infuser une heure, passer sur un linge. Prendre cette tisane chaude par tasse dans la journée, pure ou mêlée à du lait chaud.

Bronchite chronique. — La bronchite chronique réclame des soins spéciaux, que le médecin seul peut donner efficacement.

Brûlure. — La gravité d'une brûlure est en raison de son étendue et de sa profondeur, selon que la lésion intéresse l'épiderme seul, ou la peau tout entière, (derme et épiderme) ou la peau et les tissus musculaire et cellulaire.

Voici les premiers soins à donner. On commence

par nettoyer la partie brûlée. Si elle est couverte par un vêtement serré, couper le vêtement et le retirer, en évitant d'arracher l'épiderme; si des lambeaux d'étoffe ou d'autres débris sont collés à la brûlure, les ôter doucement, en ayant toujours bien soin de ne pas enlever la peau et de ne pas crever les phlyctènes (ampoules, cloches, bulles). Aussi promptement que possible, en attendant des remèdes plus efficaces, soustraire les plaies au contact de l'air qui augmente la douleur. Pour calmer cette douleur, on a proposé de faire couler de l'eau de Seltz sur la partie atteinte, ou d'y appliquer : gelée de groseilles, râpure de pomme de terre, compresses de bonne huile à manger, superposées, recouvertes d'ouate et renouvelées toutes les deux heures. Si sous la main on a de l'eau de chaux, on en fera un mélange avec partie égale d'huile d'amandes douces et, à défaut, avec de l'huile à manger; en agitant fortement il formera une bouillie (liniment oléo-calcaire) qu'on étalera sur la brûlure. Recouvrir toute la plaie de plusieurs épaisseurs d'ouate et renouveler le pansement trois fois par jour.

Autre procédé : Au moyen d'un rouleau ou d'une bouteille, réduire en poudre fine du blanc de Meudon (dit blanc d'Espagne), mélanger cette poudre avec de l'huile et en faire un emplâtre mou qui, posé sur la plaie et autour d'elle, sera maintenu humide par des compresses d'huile.

Ces pansements provisoires seront remplacés aussitôt que possible par des préparations pharmaceutiques.

1° Liniment oléo-calcaire, 500 grammes; laudanum

de Sydenham, 5 grammes ; sous-acétate de plomb liquide, 5 grammes, pour usage externe. Étendre sur la brûlure une forte couche de ce liniment, recouvrir d'une compresse de plusieurs épaisseurs d'ouate.

Si après quelques jours de ce traitement il reste des plaies, on les pansera avec la pommade suivante : cérat du Codex, 60 grammes ; acide borique pulvérisé, 5 grammes ; laudanum de Sydenham, 4 grammes ; sous-acétate de plomb liquide, 3 grammes ; mêlez.

Le Dr Rottembert a obtenu de rapides guérisons par le traitement suivant : percer les bulles au moyen d'une aiguille et d'un fil de soie trempé dans une solution de sublimé ou d'acide borique et, à défaut, dans de l'eau bouillante. Laisser le fil à demeure. Sur toute la surface de la brûlure étendre ensuite une couche épaisse de pommade composée de : vaseline blanche, 100 grammes ; iodoforme, 10 grammes ; mêlez. Cette couche de pommade sera recouverte d'une enveloppe imperméable : taffetas gommé, toile caoutchoutée. On peut aussi se servir de forts papiers huilés et essuyés.

Ces moyens ne dispensent pas des secours du médecin qui, par sa compétence, déterminera la gravité des lésions et indiquera le traitement. Dans tous les cas, on devra suivre un régime doux et prendre des tisanes rafraîchissantes : tisane de pomme et de chiendent, limonade, citronnade. S'il survient de la difficulté d'uriner, onctions d'huile de camomille camphrée sur le bas-ventre, sur lequel on appliquera des cataplasmes de farine de lin chauds et fréquemment changés. Chose importante : tenir le ventre libre par des laxatifs et des lavements émollients.

Cataplasme. — Le cataplasme est un topique mou, fait de poudres ou de farines délayées, de manière à former une bouillie épaisse que l'on étale sur une mousseline claire dont on relève les bords,

Le liquide de la composition est tantôt de l'eau pure ou de l'eau boriquée, et tantôt une décoction médicamenteuse.

Cataplasme émollient (voir *Émollients*). — Il s'emploie, dans les inflammations profondes et superficielles, pour en amener la résolution ou accélérer le travail de la suppuration ; pour calmer les douleurs causées par l'inflammation ; pour faire tomber les croûtes des plaies ; pour combattre l'irritation de la peau et modifier l'épiderme qui, de sec et rugueux, devient souple et humide.

On reproche aux cataplasmes de farine de lin d'être lourds et difficiles à supporter sur certaines parties du corps ; on y remédiera en préparant des cataplasmes moins épais, qu'on recouvrira d'un tissus imperméable : taffetas gommé, papier huilé et essuyé, etc.

On peut aussi se procurer des cataplasmes tout préparés, en forme de bandes, que l'on découpe suivant les besoins. Pour l'usage, il suffit de laisser tremper trois minutes dans de l'eau bouillante, d'égoutter et, en l'appliquant, de le recouvrir d'un tissu imperméable qui s'oppose à l'évaporation du liquide et conserve la chaleur au cataplasme.

Les fomentations peuvent, dans beaucoup de cas,

remplacer les cataplasmes. Il suffit de tremper une compresse dans un liquide rendu aseptique par l'ébullition ou dans une décoction médicamenteuse et de la recouvrir de taffetas gommé.

Cataplasme astringent (Voir *Astringents*). — On s'en sert pour enrayer les progrès de la gangrène, arrêter une hémorragie et réagir sur le tissu cellulaire sous-cutané, quand il est devenu œdémateux (gonflement non inflammatoire).

Cataplasme excitant (Voir *Stimulant*). — Il favorise la résolution des tumeurs et des plaies indolentes, la résorption de larges ecchymoses (infiltration de sang dans l'épaisseur des tissus) et la cicatrisation des ulcères.

Cataplasme résolutif. — Il se prépare en arrosant un cataplasme de farine de lin ou de fécule de pomme de terre chaud avec le résolutif suivant : eau-de-vie camphrée, 3o grammes ; extrait de saturne, 10 grammes ; laudanum de Sydenham, 4 grammes ; eau simple, 3oo grammes, pour usage externe. Appliqué toutes les trois ou quatre heures sur une partie contuse et gonflée par coup, chute, effort violent, ce cataplasme soulage et guérit rapidement.

On augmente l'activité du cataplasme simple, en étendant sur la face qui doit s'appliquer sur la peau des médicaments qui, à eux seuls, donnent au cataplasme sa propriété : huile de camomille camphrée, laudanum, baume tranquille, etc.

La température ordinaire du cataplasme est de 3a à 4o° centigrades, et le temps pendant lequel on le laisse en place va de une demi-heure à plusieurs heures. Pour que le cataplasme conserve longtemps sa chaleur, on le recouvrira d'un tissu imperméable comme il a été dit plus haut. Pour qu'il soit bienfaisant, il ne doit jamais être sec, ni dur : il irriterait la peau ; ni trop chaud : il provoquerait des rougeurs et des boutons ; ni trop lourd : il fatiguerait le malade. Son épaisseur ne doit pas dépasser deux ou trois centimètres.

Chambre de malade (*Ce que doit être la*). — La chambre d'un malade doit être grande, avoir plusieurs fenêtres et une cheminée pour le renouvellement de l'air et la purification de la chambre, et, si faire se peut, être exposée au levant ou au midi. Le chauffage sera fait à l'aide de la cheminée dont la chaleur douce est préférable aux autres modes de chauffage.

Les fenêtres pourront rester ouvertes, à la condition que le malade soit bien couvert et ne soit pas en sueur. Il est cependant préférable d'ouvrir la fenêtre d'une chambre voisine. Dans l'un et l'autre cas, il faut diriger l'air de façon à ce qu'il ne frappe pas directement le malade, surtout si c'est l'hiver.

La lumière ne doit pas être trop vive ni donner directement sur la vue, et surtout ne doit pas refléter sur les glaces qui, du reste, ne doivent pas rester dans la chambre d'un malade.

La température doit être maintenue de 15 à 16° centigrades. Pour diminuer l'excessive chaleur en été, on suspend aux fenêtres des linges mouillés.

La plus grande propreté s'impose. On devra nettoyer le plancher avec une toile humide afin d'éviter la poussière ; les meubles seront essuyés, mais non époussetés avec le plumeau.

Une table pour les médicaments est indispensable. On y déposera les remèdes de façon à ne pas mêler les remèdes pour l'usage interne avec les préparations pour l'usage externe.

La chambre ne doit contenir que ce qui est indispensable au malade et à la garde.

Le lit doit être à la fois chaud et perméable à l'air. Il sera bas, garni d'un sommier et, à défaut, d'un matelas de crin ; on y ajoutera un ou deux matelas de laine, un traversin et un oreiller en crin. Les draps seront en coton, et les couvertures du lit en laine ; enfin l'édredon ou le couvre-pied compléteront le lit du malade.

On a remarqué que la façon dont le lit était orienté était un excellent moyen de combattre l'insomnie.

Chez le malade, la propreté est aussi indispensable qu'à l'état de santé. On nettoiera donc la peau du corps, du visage et des mains, avec de l'eau tiède qui aura bouilli, et on changera le linge aussitôt qu'il sera souillé par les déjections ou les sueurs. On devra insister sur le nettoyage répété de la bouche (langue, gencives, joues, palais et lèvres) avec un liquide antiseptique : eau boriquée, eau phéniquée légère.

Catarrhe pulmonaire (*Bronchite chronique*). — La toux persistante avec crachement épais, jaune verdâtre, quelquefois puriforme et sans amaigrissement, indique une bronchite chronique.

Le catarrhe pulmonaire réclame des soins multipliés et différents, selon qu'il est simple, compliqué ou accompagné d'emphysème pulmonaire, d'asthme, de maladies du cœur ou de tuberculose pulmonaire.

Traitement. — Contre la toux on emploiera des infusions de fleurs pectorales, fruits pectoraux, bouillon blanc, coquelicot, lierre terrestre, hysope; le lait chaud au kirsch, ou avec une demi-cuillerée à café d'eau de laurier-cerise. Inhalations calmantes, aromatiques, balsamiques et résineuses; les préparations contenant l'opium, la belladone, l'aconit, etc.

L'expectoration sera favorisée par l'usage de l'ipéca, pris sous la forme de pastille, de tisane, de poudre ou de teinture; du kermès ou de l'oxyde blanc d'antimoine en nature; et enfin du polygala de Virginie en tisane.

On diminuera l'expectoration par les vomitifs et les purgatifs. Les surfaces malades seront modifiées par l'application de révulsifs sur la peau : teinture d'iode, huile de croton, emplâtre de poix de Bourgogne, vésicatoire, cautère.

Catarrhe pituiteux (*Bronchorrhée*). — Le catarrhe pituiteux est caractérisé par un flux plus ou moins abondant de mucosités filantes, spumeuses ressemblant à du blanc d'œuf, sans fièvre ni lésion apparente.

Si la bronchorrhée est accompagnée de bronchites anciennes, il survient assez fréquemment une très grande gêne de la respiration, de l'angoisse de la poitrine, une toux sèche et quinteuse bientôt suivie d'un flux de mucosités filantes dont la quantité, qui atteint de 250 à 500 grammes par jour, peut occasionner la suffocation.

Le traitement consiste dans l'emploi des purgatifs

drastiques : eau-de-vie allemande mêlée au sirop de nerprun, le séné, le jalap, l'aloës, etc. Boire des tisanes astringentes. Faire des aspirations (humage) de vapeurs balsamiques (avec le baume de tolu, le benjoin, la térébenthine, etc.) et sulfureuses. Enfin on aura recours aux révulsifs (vésicatoire, huile de croton, etc.), dont le plus efficace est assurément le révulsif du docteur de Morand.

Chlorose (*Pâles couleurs*). — Maladie où le sang, perdant de ses globules rouges, perd en même temps le fer nécessaire à l'organisme. Elle s'observe surtout chez les femmes. Parfois spontanée, elle est déterminée par une émotion vive, par le séjour des grandes villes, par la précocité et par le retour des passions, par l'adolescence et par la puberté. Elle est à craindre chez la jeune fille nerveuse, lymphatique et scrofuleuse.

Symptômes. — Pâleur verdâtre de la peau, décoloration des lèvres et des ongles. Nonchalance morale et physique, tristesse, maux de tête, névralgies diverses et notamment de l'estomac, étouffements, palpitations, perversion du goût, constipation. Tantôt les règles sont supprimées, tantôt diminuées ; elle sont quelquefois très douloureuses ; tantôt, au contraire, elles sont très abondantes et sont accompagnées d'hémorragies (saignements de nez, crachements et vomissements de sang), qui épuisent la malade.

Souvent, à l'état intense, accidents cérébraux et névralgiques, désordres nerveux de l'estomac et de l'intestin, troubles dans les fonctions du cœur et dans les fonctions de la matrice, hystérie, anémie, chloro-anémie, état nerveux, tuberculisation pulmonaire latente, dyspepsie avec sensation de brûlure à l'estomac, gastralgie, gastrorrhée et vomissements bilieux et sanguins.

Traitement. — Voyages, séjour à la campagne et à la mer, affusions (voir *Affusion*), bains froids, bains aromatiques, hydrothérapie. A l'intérieur, régime substantiel et varié (voir *Régime de l'estomac*), amers, toniques, préparations à base de fer, de manganèse, d'arsenic.

C'est sur la connaissance de la diminution du fer dans le sang des chlorotiques que repose en grande partie la médication contre la chlorose. Il faut d'abord savoir quels sont l'état et la constitution de la malade, et si la maladie est essentielle ou si elle est liée à une affection organique. Ces renseignements acquis, le traitement sera en conséquence.

Choléra. — Le choléra asiatique et le choléra indigène ou sporadique ne sont qu'une même maladie à des degrés différents.

Dans le choléra asiatique : évacuations très abondantes de l'intestin, remplies de grumeaux blancs assez semblables à du riz cuit, vomissements, crampes dans les membres, teinte violacée de la peau, froid du corps, perte de la voix, amaigrissement, excavation des yeux et suppression des urines.

Dans le choléra sporadique, mêmes symptômes, mais affaiblis.

Le choléra est assurément redoutable, mais il l'est surtout par la terreur qu'il inspire. J'en puis parler en connaissance de cause, l'ayant longuement affronté et observé pendant l'épidémie de 1854. Tel que je quittai en pleine santé, mais l'imagination frappée, ne passait souvent pas là nuit.

En temps de choléra, on observera rigoureusement les règles de l'hygiène ; assainissement des appartements, désinfection sévère des cabinets d'aisances, des linges, etc. Antiseptie de la bouche et du nez. Alimentation d'où il faut exclure les fruits crus et les boissons très froides ; éviter les écarts de régime, les excès et la fatigue excessive.

Se défier de la diarrhée (voir *Diarrhée*). A son début, on la combattra en buvant de l'eau albumineuse, préparée avec quatre blancs d'œufs battus dans un litre d'infusion de feuilles de menthe poivrée, à laquelle on ajoutera vingt à trente gouttes de laudanum de Sydenham, à prendre par petites tasses dans la journée. Par jour, deux ou trois lavements avec décoction d'un pavot brisé en morceaux, une forte pincée de plantes aromatiques (thym, serpolet, sauge, romarin, et une demi poignée d'écorce de chêne, le tout bouilli pendant dix minutes dans trois verres d'eau. Passer sur un linge.)

Dans le choléra confirmé, emploi des astringents à l'intérieur : tannin, ratanhia, sous-nitrate de bismuth, diascordium, et les divers antiseptiques que le médecin jugera nécessaire d'employer. Pour rappeler la chaleur, boissons chaudes : infusions de menthe et de camomille, avec addition d'eau de mélisse, d'eau-de-vie, de rhum, de kirsch ; ou encore punch chaud, vin chaud, etc. A l'extérieur, frictions stimulantes sur tout le corps avec de l'eau-de-vie camphrée, de l'alcool camphré, de l'eau de Cologne, du vinaigre aromatique ; dans 100 grammes de l'un ou de l'autre de ces liquides, on ajoutera avec avantage 5 grammes d'alcali volatil ; fers chauds, briques chaudes, cruchons remplis d'eau chaude tout le long du corps. Promener des sinapismes sur les quatre membres et le long de l'épine dorsale.

Clou. — (Voir *Furoncle.*)

Congélation. — Sous l'influence d'un froid vif, les parties du corps les plus éloignées du centre de la circulation peuvent être gelées. Il faut bien se garder de réchauffer brusquement, surtout auprès du feu, la partie gelée ; la gangrène pourrait se déclarer. On doit, au contraire, plonger cette partie dans l'eau aussi froide que possible, ou dans un bain de neige, que l'on renouvelle au fur et à mesure que fond la neige ou que l'eau tiédit. Peu à peu, la peau devient molle, rouge et sensible, et elle reprend sa chaleur. C'est alors que des frictions avec des flanelles chaudes, et des fomentations alcooliques (eau-de-vie camphrée ou non, eau de Cologne, etc.) pourront être employées avec succès ; à l'intérieur, boissons chaudes, bouillon et lait. (Voir *Engelures.*)

Contusion. — (Voir *Plaies contuses.*)

Coliques venteuses. (*Flatulence, vents, gaz.*) — Le travail de la digestion produit des gaz qui doivent être expulsés. Lorsque, par suite de l'atonie du tube digestif ou d'un état nerveux local ou général (gastralgie, dyspepsie, hystérie, chlorose, rhumatisme, etc.), la digestion est laborieuse, les gaz se développent d'une façon excessive dans le canal intestinal, leur rétention entre les matières et leur cheminement dans l'intestin causent des douleurs aiguës. C'est ce qu'on appelle coliques venteuses. Ces coliques constituent une des plus désagréables incommodités de la pauvre nature humaine ; elles condamnent presque à la solitude les personnes qui en sont affligées. Le moindre mal est le ridicule. Tout le monde ne peut pas se tirer d'un mauvais pas, comme ce chevalier français qui, chargé d'une ambassade auprès de Boniface VIII, après s'être agenouillé, laissa, en se relevant, échapper un bruit sourd. Le chevalier, sans se laisser démonter, se frappa sur les hanches en disant : « Laisse-moi donc parler, toi ! » Le pape se mit à rire, et l'ambassadeur, pour avoir exposé son message en deux langues, eut un double succès, à ce qu'assure le vieux nouvellier, auquel nous empruntons cette anecdote.

De plus, les gaz qui occasionnent souvent des gargouillements, distendent les intestins et l'estomac : à leur tour, ceux-ci compriment les organes voisins et produisent des douleurs du ventre, des reins, de la vessie, de la matrice, etc. Lorsque cette distension devient plus considérable, elle refoule le diaphragme, et, par suite, gêne la respiration d'une façon parfois inquiétante.

On combat les gaz par le choix des aliments ; par les infusions carminatives (voir *Espèces carminatives*), par des poudres absorbantes ; charbon de peuplier en poudre, pur ou mêlé à la magnésie anglaise : charbon de peuplier, 20 grammes ; magnésie calcinée, 10 grammes ; craie préparée, 5 grammes ; salicylate de bismuth, 5 grammes ; poudre de noix vomique, 1 gramme ; essence d'anis, 5 gouttes. Méler. Prendre une cuillerée à café de cette poudre délayée dans 1/2 verre d'infusion de camomille, de trois à quatre fois par jour ; par le massage du ventre et de l'estomac ; tout cela sans préjudice du traitement de la cause, gastro-entéralgie, chlorose, hystérie, dyspepsie, rhumatisme, atonie gastro-intestinale, etc.

Coup de sang. — (Voir *Apoplexie.*)

Congestion pulmonaire. (*Apoplexie pulmonaire.*) — Chez des sujets en bonne santé, la congestion pulmonaire détermine chaleur, gêne de la respiration, suffocation, toux et expectoration aqueuse, colorée ou non par du sang, crachement de sang assez fréquent, parfois hémorragie (hémoptysie), altération profonde des traits, face pâle, livide, pouls fréquent, sueurs sur le corps.

Traitement. — En attendant le médecin, il faut se hâter de dévêtir le malade, et de lui appliquer des sinapismes aux membres inférieurs (voir *Sinapisme*), et des ventouses sur la poitrine (voir *Ventouse*). Pour combattre la congestion pulmonaire, M. le professeur Piorry recommande de faire pratiquer coup sur coup par le malade quinze à vingt soupirs très étendus et très profonds. Boissons astringentes, acidulée, bouillon et eau ougie.

Constipation. — Évacuation rare et difficile. De toutes les altérations de la santé, elle est celle dont on a le moins de souci au début, mais qui plus tard pousse le malade à commettre le plus d'imprudences. Elle n'est d'abord, en effet, qu'un léger inconvénient : puis elle devient une réelle infirmité. d'où naîtra une véritable obsession ; tel qui se félicitait de n'avoir pas à accomplir journellement une fonction indispensable, finit par n'avoir plus qu'une préoccupation, celle d'obtenir une garde-robe tous les jours, et, pour l'obtenir, il a recours à toutes les médications purgatives et drastiques, demande des conseils à tout le monde, se laisse séduire par la réclame et lui emprunte des produits beaucoup plus aptes à provoquer le mal et à l'aggraver, qu'à l'enrayer ou à le guérir.

La constipation n'est jamais à négliger. Elle cause maux de tête, congestion cérébrale, migraine, perte de l'appétit, inflammation des intestins, maladies du foie, obstruction intestinale, troubles de la digestion, hémorroïdes, cancer du rectum, fissures et fistules à l'anus ; et elle est assez souvent le symptôme d'autres maladies.

Causes. — Vie sédentaire, alimentation trop forte (viandes noires, viandes saignantes), condiments échauffants, l'usage des purgations drastiques, etc. ; et grossesse chez les femmes.

La constipation est plus fréquente chez la femme que chez l'homme.

On évitera la constipation en allant au cabinet aussitôt que le besoin s'en fera sentir et en y allant chaque jour, à la même heure, le besoin s'en faisant sentir ou non ; l'intestin en prendra l'habitude et peu à peu la fonction se fera naturellement. On y aidera par le régime suivant : viandes blanches, légumes frais, compotes et marmelades de fruits, miel, pruneaux, boissons acidulées, graine de lin, graine de moutarde blanche, bains de son chauds, massage du ventre, lavements tièdes, suppositoires au beurre

de cacao et extrait de belladone, préparations pharmaceutiques.

Lorsque la constipation est ancienne, opiniâtre ou
symptomatique, on consultera le médecin qui, pour
la combattre efficacement, doit connaître l'origine
de la maladie, l'époque où elle remonte et savoir le
tempérament, la constitution, les maladies, l'âge,
les habitudes, là profession et le régime ordinaire
de celui qui en est atteint.

Convalescence. — L'état de faiblesse qui suit
immédiatement les maladies au moment du retour
à la santé s'appelle convalescence. Toute maladie
un peu longue laisse pendant un temps plus ou
moins long un état de faiblesse qui se traduit par :
pâleur du visage, faiblesse musculaire, susceptibilité et excitabilité nerveuse, quelquefois appétit
exagéré, constipation et anémie.

La durée de la convalescence est en rapport avec
la longueur et la gravité de la maladie.

La convalescence est souvent l'origine d'accidents
plus ou moins graves : spasmes hystériques, convulsions, contractures, chorée, névralgies intercostales ou faciales, quelquefois paralysie.

Le traitement de la convalescence exige des soins
hygiéniques et pharmaceutiques particuliers. Chaleur douce de l'air environnant, alimentation choisie, de facile digestion et graduellement plus nourrissante, eau vineuse, vêtements chauds, exercice
très modéré, repos moral, enfin séjour à la campagne, et, si cela n'est pas possible, faire des promenades au grand air par un temps clair et ensoleillé.

Bains tièdes, tisanes par macération avec le quinquina, la gentiane et l'écorce d'orange amère ou l'infusion de houblon et de petite centaurée; des préparations ferrugineuses : les eaux minérales ferrugineuses, la reine du fer, de Bussang, d'Orezza; les toniques, parmi lesquels le cordial de Révérend Alexis tient le premier rang. Cette liqueur, qui n'est pas un médicament, n'en est pas moins précieuse pour soutenir et relever les forces des convalescents, des débilités et des personnes âgées.

Convulsions chez l'enfant. — Un enfant a les convulsions quand il est pris subitement d'une agitation partielle ou générale, continue ou intermittente, avec ou sans perte de connaissance. L'agitation peut durer quelques minutes, quelques heures et même quelques semaines.

Chez les enfants à la mamelle, les convulsions sont dues au lait de la nourrice qui boit trop de vin ou s'enivre d'eau-de-vie; plus tard elles sont occasionnées par la dentition lente et laborieuse et par les vers de l'intestin.

Lorsqu'un enfant est pris de convulsions, le Dr Descroizilles recommande de transporter l'enfant dans une pièce fraîche, de le débarrasser de ses vêtements, de bien s'assurer que rien ne peut lui irriter ou blesser la peau (épingle, etc.), et de l'étendre horizontalement sur un lit un peu dur. On pourra encore plonger l'enfant dans un bain tiède ou additionné de farine de moutarde; lui faire des lotions fraîches sur tout le corps, des affusions froides sur la tête et une irrigation prolongée en dirigeant un jet d'eau froide sur la fontanelle (partie molle située en haut du front). Si la convulsion provient de l'irritation du tube digestif, provoquer le vomissement en administrant un vomitif (sirop d'Ipéca par cuillerée à café jusqu'à vomissement) ou en faisant boire de l'eau tiède et en titillant la luette et la gorge avec une barbe de plume. Si le ventre est dur et tendu, faire prendre un lavement purgatif avec du miel commun, de la glycérine ou de l'huile à manger et aussitôt que cela sera possible un purgatif, soit de 10 à 20 centigrammes de calomel dans une cuillerée d'eau sucrée, soit de 5 à 15 grammes d'huile de ricin, soit encore de 8 à 16 grammes de manne fondue dans un mélange d'eau et de lait chauds. Si l'enfant a rendu des vers, administrer immédiatement un vermifuge.

Ces soins donneront au médecin le temps de venir secourir le petit malade.

Coqueluche. — La coqueluche est une maladie contagieuse. Elle sévit plus particulièrement sur les enfants de un an à sept ans. Mais les enfants plus âgés et les adultes n'en sont pas toujours indemnes. Elle est caractérisée par une toux violente et convulsive revenant par quintes, avec suspension de la respiration, suivie d'une aspiration longue et sifflante et de l'expectoration de mucosités filantes.

La coqueluche traverse trois périodes.

1° *Période catarrhale.* — Elle se manifeste par un simple rhume accompagné de tristesse, d'anxiété et d'assoupissement. Rien dans cet état ne fait prévoir nécessairement la coqueluche.

2° *Période spasmodique.* — La toux change de nature; elle procède par quintes à intervalles variables. Les quintes, d'abord faibles et éloignées les unes des autres, sont ensuite précédées d'un spasme du larynx et éclatent dans toute leur intensité. Tout à coup l'enfant se redresse sur son séant, se cramponne à ce qui lui fournit un point d'appui, pendant que par une série de petites toux de plus en plus rapides, la respiration lui manque, jusqu'à ce qu'il ait expiré entièrement l'air des poumons : expression d'anxiété, face congestionnée et violacée, yeux saillants et larmoyants, veines distendues, état voisin de l'asphyxie. A la fin, de petites inspirations saccadées interrompent la continuité des spasmes et permettent une inspiration longue et sifflante très caractéristique et qu'il suffit d'avoir entendue une fois pour se la rappeler toujours. La quinte termine par l'expectoration d'un liquide incolore, filant et quelquefois par un vomissement de matières alimentaires et de mucosités.

3° *Période de déclin.* — Les quintes deviennent moins fréquentes et moins longues et tous les symptômes diminuent de gravité.

La coqueluche peut se compliquer de bronchite, de broncho-pneumonie, de fluxion de poitrine (pneumonie). Les crises violentes ont parfois pour suites la hernie, la chute du rectum, des hémorragies et le dépérissement.

Traitement. — On emploiera avec quelque succès l'une ou l'autre des méthodes suivantes :

1° Faire infuser pendant deux heures 100 grammes de thym frais dans 700 grammes d'eau (environ une bouteille à bordeaux), passer l'infusion et ajouter 60 grammes de sirop de guimauve (le sirop de guimauve pourra être remplacé par du sirop de gomme ou du sucre). La dose par jour varie de 50 à 180 grammes, suivant l'âge de l'enfant. A prendre par cuillerée à café, à dessert ou à soupe. (Johson.)

2° Avec le moyen suivant, facile et sans inconvénients, le Dr Chavernac a obtenu une amélioration rapide et assez souvent la guérison. Mettre de 15 à 20 grammes de naphtaline dans un vase de faïence placé sur un réchaud garni de charbons ardents. Ne pas pousser le feu : la naphtaline brûlerait, en répandant des vapeurs fuligineuses. Au contraire, chauffée lentement, elle dégage des vapeurs argentines qui remplissent l'appartement et font le plus grand bien au malade.

3° Le Dr Bravo affirme avoir obtenu des résultats remarquables en employant le moyen suivant : imbiber les vêtements et le linge de literie des enfants atteints de coqueluche avec l'essence provenant des feuilles de cyprès. Il se produit ainsi une sorte d'inhalation continue du médicament. L'odeur de l'essence de cyprès n'a rien de désagréable et les enfants la supportent bien.

4° Enfin les Drs J. Simon, Descroizilles, Cadet de Gassicourt et Archambault, conseillent dans la première période le séjour à la chambre et au lit et l'emploi de la mixture suivante : alcoolature d'aconit, 5 grammes ; teinture de belladone, 5 grammes ; elixir parégorique, 5 grammes. Mêler. Faire prendre par jour de 10 à 30 gouttes, suivant l'âge de l'enfant, à des intervalles égaux. Dans la deuxième période, vomitifs, et de préférence poudre ou sirop d'ipécacuanha. On n'oubliera pas qu'il faut toujours surveiller l'enfant et appeler un médecin à la moindre crainte de complications.

Courbature. — La courbature est une fatigue générale, causée par des travaux pénibles, des exercices violents, ou par un refroidissement.

Dans l'un ou l'autre cas, le malade éprouve une grande lassitude, des douleurs musculaires et une grande difficulté de mouvoir les membres.

La courbature est quelquefois le signe précurseur d'une maladie aiguë.

Le traitement consiste à garder le repos au lit, à prendre des tisanes délayantes et sudorifiques (voir *Tisane*) et des grands bains; s'il y a embarras gastrique, recourir au vomitif et au purgatif.

Cors (*Œil de perdrix*, etc.). — Contre les cors, beaucoup de moyens sont employés avec plus ou moins de succès; cependant il en est qui produisent un soulagement très appréciable, mais dont la durée, très variable du reste, est quelquefois fort courte.

Voici des moyens qui m'ont réussi fort souvent et que je recommande : 1° acide salicylique, 2 grammes; extrait de chanvre indien, 50 centigrammes; collodion, 30 grammes. Chaque jour, étendre sur les cors et verrues une légère couche de ce mélange, et après cinq ou six jours prendre un bain de pieds dans de l'eau un peu chaude et enlever les verrues; si l'opération n'est pas complète, continuer par une nouvelle série d'applications.

2° Faire macérer des écorces de citron ou d'orange dans du vinaigre fort, en ayant soin de renouveler le vinaigre tous les trois jours, pendant dix ou douze jours. On appliquera sur la verrue ou le cor un morceau de cette écorce, qu'on changera trois fois par jour, et au bout de deux, trois ou quatre jours, la verrue se détachera facilement.

3° Collodion, 20 grammes ; acide salicylique, 2 grammes 50 centigrammes ; essence de térébenthine, 1 gramme 25 centigr. ; acide acétique cristallisable, 50 centigrammes ; extrait de chanvre indien, 25 centigrammes. Mêler. Tous les soirs, pendant quatre ou cinq jours, étendre sur les cors ou les verrues une légère couche de ce coricide. Après ce temps, prendre un bain de pieds dans de l'eau un peu chaude et enlever les cors. Si l'opération n'est pas complète et en cas de récidive, faire une nouvelle série d'applications.

Coryza (*Rhume de cerveau*). — Les causes du rhume de cerveau sont : le froid humide aux pieds ou au corps, les courants d'air, la respiration d'air froid et humide. Il s'annonce par : malaise, frissons, mal de tête, courbature, picotements dans le nez, éternuement, sécheresse des fosses nasales, écoulement, d'abord aqueux, puis plus épais, et difficulté de respirer.

Lorsque l'inflammation est limitée à la muqueuse nasale, le rhume de cerveau est ordinairement sans importance ; mais si cette inflammation s'étend et gagne la gorge, le larynx, la trachée, les bronches et les poumons, il en peut résulter des maladies très graves de ces organes et parfois favoriser le développement de la phtisie latente.

L'extension du rhume de cerveau au larynx a lieu surtout pendant le sommeil : la tête renversée en arrière facilite le passage des mucosités nasales dans la gorge. On évitera cette extension du mal en se couchant sur le côté, de façon que la face repose sur l'oreiller. Deux nuits ainsi passées suffisent pour guérir le coryza à son début.

Traitement du coryza aigu. — 1° Le professeur Piorry recommande un moyen simple et commode : une quinzaine de fois par jour, introduire le plus avant possible dans le nez le petit doigt trempé dans de l'huile d'olive ou d'amandes douces. Au lieu du doigt, on peut employer un petit bâtonnet au bout duquel est enroulée un peu d'ouate imbibée d'huile. La guérison est rapide et complète.

2° Dans un vase assez profond et préalablement chauffé, mettre une demi-poignée de fleurs de sureau avec une cuillerée à café de camphre en poudre. Dessus, versez un litre d'eau bouillante. En guise de couvercle, placez sur le vase un cornet de papier renversé dont le sommet aura été échancré de façon à y pouvoir introduire le nez et à permettre ainsi l'inspiration des vapeurs. Ces inhalations seront répétées toutes les quatre heures. Le coryza le plus violent est souvent guéri par trois ou quatre inhalations, quelquefois par une seule, si elle est faite énergiquement et si le malade ne se laisse pas rebuter par la sensation que produisent dans le nez et dans la gorge les vapeurs chargées de camphre.

3° On fera souvent avorter le rhume de cerveau au moyen des formules suivantes : 1° sous-nitrate de bismuth, 6 grammes ; benjoin pulvérisé, 6 grammes ; acide borique pulvérisé, 4 grammes ; menthol, 20 centigrammes. Mêler. Prendre de cinq à six prises de cette poudre par jour, après s'être mouché.

4° Sous-nitrate de bismuth, 4 grammes; benjoin en poudre, 2 grammes; roses rouges en poudre, 2 grammes; chlorhydrate de morphine, 5 centigrammes. Mêlez intimement. A priser de demi-heure en demi-heure au début du rhume de cerveau. Éloigner les prises quand le mieux se fait sentir.

Dans le coryza aigu et chronique, on emploie avec succès des badigeonnages quotidiens de la muqueuse nasale, avec vingt gouttes chaque fois de teinture de belladone. Après quatre ou cinq badigeonnages, le coryza guérit dans la majorité des cas. Quant au coryza chronique, il faut généralement de vingt à trente applications de teinture de belladone pour le faire disparaître complètement.

Le coryza chronique fétide (ozène, punaisie) réclame un traitement en rapport avec la maladie qui l'a produit : scrofules, syphilis, cancer, ulcère.

Le coryza des nouveaux-nés, lorsqu'il est intense, est toujours grave, surtout si l'enfant est nourri au sein. L'enfant, ne pouvant respirer par le nez, est obligé, pour respirer par la bouche, de se retirer du sein ; par conséquent, il ne peut s'alimenter. En attendant la guérison, faire boire à la cuillère.

Dans le coryza, nettoyer les narines de l'enfant avec un petit pinceau ou une plume trempée dans de l'eau de guimauve boriquée, du lait ou de l'huile. Les injections avec les mêmes liquides tièdes donnent de bons résultats. Si dans le nez il existe des ulcérations ou des fausses membranes, appeler un médecin, qui donnera les soins nécessités par la nature de l'affection.

Cœur (*Maladies du*). — Résultat de modifications passagères ou permanentes dans la structure et les fonctions du cœur. Ces lésions peuvent atteindre le cœur dans sa substance propre aussi bien que dans ses enveloppes, et occuper une étendue plus ou moins grande.

Les causes sont : hérédité, rhumatisme articulaire, scarlatine, alcoolisme, alimentation carnée excessive (H. Huchard); excès habituels, chagrins, influence de l'âge, tabagisme, saturnisme (intoxication par le plomb).

Les symptômes communs aux maladies du cœur sont : gêne plus ou moins prononcée de la circulation et de la respiration, altération du pouls, malaise à la région du cœur, gonflement plus ou moins considérable des membres inférieurs.

Le traitement des maladies du cœur doit être basé sur la connaissance exacte des signes physiques du cœur; ces signes sont fournis au médecin par l'auscultation et la percussion, qui permettent d'établir la nature de la maladie et la médication.

Crampes. — La crampe est caractérisée par des contractions subites, passagères et douloureuses de certains muscles des membres. Elle résulte souvent d'une fausse position ou d'un effort musculaire.

La crampe se passe souvent seule; mais si elle se prolonge, on aura recours aux moyens suivants : massage, applications de lames minces de laiton ou de chaînettes mises sur la peau. La crampe des jambes disparaît rapidement par les moyens suivants : 1° en renversant fortement l'extrémité du pied sur le devant de la jambe; 2° par le procédé du Dr Saint-

Clair : « Enrouler une forte corde autour de la jambe au moment où la crampe se déclarera ; puis, tenant un bout de chaque main, donner des petites secousses aiguës, de plus en plus fortes, jusqu'à ce que la douleur soit calmée. La crampe disparaîtra presque instantanément et la nuit s'achèvera tranquille. »

Croup (*Diphtérie, Angine couenneuse*). — Des fausses membranes secrétées à la surface du larynx enflammé caractérise le croup. Au début il s'annonce par un gonflement douloureux des ganglions sous-maxillaires. Rougeur vive et gonflement des amygdales, petites plaques d'un blanc grisâtre, irrégulières, peu saillantes, sur le voile du palais, la luette et surtout sur les amygdales ; parfois aussi dans les fosses nasales, d'où coryza avec suintement séreux, jaunâtre et fétide, survenant à la suite d'une laryngite aiguë, d'une angine couenneuse et ulcéreuse. Ce n'est qu'au bout de deux ou trois jours que le croup conduit à l'asphyxie.

La suffocation subite avec toux rauque et sifflante, survenant au milieu de la nuit chez un enfant qui avait été couché bien portant, n'est que le faux croup. Les symptômes du croup vrai sont : toux voilée, rauque, sourde et suivie d'un sifflement métallique, avec fièvre, voix éteinte et respiration pénible.

Dans les maladies aiguës, comme je l'ai déjà dit, les traitements que j'indique ne dispensent pas d'appeler au plus vite le médecin ; mes conseils ne peuvent embrasser l'infinité des cas particuliers, et ils sont destinés aux personnes privées de secours médicaux immédiats. Le médecin pourra instituer une autre médication, mais le malade sera d'ores et déjà dans la meilleure situation pour que cette médication soit profitable.

Dans l'angine diphtéritique, maintenir les forces du malade par une alimentation substantielle : viandes noires, plutôt grillées et rôties, œufs, lait, légumes, crèmes, chocolat au lait, potages épais, purées, jus et gelées de viandes, lait de poule. Boisson : vins généreux, bordeaux et bourgogne vieux, malaga, porto, grenache, lunel, marsala et champagne. Infusions de thé ou de café sucrées avec le sirop de quinquina jaune : dans chaque tasse de ces infusions, ajouter, suivant l'âge du malade, une cuillerée à café, à dessert ou à soupe, de cognac ou de rhum.

Examiner la gorge. S'il y a des taches blanches (fausses membranes), assécher la muqueuse au moyen de bâtonnets munis à l'extrémité d'ouate hydrophile, boriquée ou salicylée ; puis toutes les trois ou quatre heures, porter sur les taches du tannin, du jus de citron ou encore du vinaigre fort. Ces topiques seront avantageusement remplacés par la mixture suivante : acide salicylique, 1 gramme ; teinture d'eucalyptus, 10 grammes ; glycérine neutre, 20 grammes. Mêlez pour usage externe. Badigeonner de cette mixture les fausses membranes au moyen des bâtonnets garnis d'ouate. Dans l'intervalle des pansements, on fera prendre au malade une cuillerée à dessert ou une cuillerée à soupe de la potion suivante : eau distillée de mélisse, 150 grammes ; gomme en poudre, 15 grammes ; suc frais de citron, 20 grammes ; sirop de mûres, 3o grammes ; extrait de quinquina, 3 grammes ; extrait fluide de kola, 5 grammes ; acide phénique liquide, de 10 à 20 gouttes, suivant l'âge du malade. En même temps, vaporisations permanentes dans la chambre en faisant bouillir des feuilles coupées d'eucalyptus et du goudron de Norwège.

Traitement du croup par le pétrole. — M. Larcher a employé le pétrole brut dans la cure de l'angine diphtéritique : sur quarante-deux malades soumis à ce traitement, deux ont succombé. Le procédé de M. Larcher consiste en badigeonnages et en gargarismes pratiqués toutes les deux heures ; chez quelques malades, l'auteur a employé concurremment des pulvérisations d'eau phéniquée. Ce traitement produit rapidement le ramollissement des fausses membranes et leur chute ; elles se reproduisent toutefois, mais elles sont alors moins épaisses, moins étendues, et laissent voir entre elles des îlots de muqueuse saine ; ces îlots augmentent promptement en étendue et la fausse membrane ne se reproduit bientôt plus.

Ce traitement ne paraît pas être désagréable à la plupart des malades.

L'auteur conclut de ces faits : 1° Que le pétrole brut peut amener la guérison de la diphtérie ; 2° Que son emploi est sans inconvénient ; 3° Qu'on peut employer concurremment tout autre mode de traitement ; 4° Que la durée de ce traitement varie de huit à dix-huit jours ; 5° Que dans l'entourage de ces quarante-deux malades, aucun cas de contagion ne s'est montré, alors que par les autres modes de traitement ces cas de contagion sont fréquents.

A ces avantages ajoutons-en deux autres : 1° La facilité de se procurer le pétrole ; 2° La commodité du traitement mis à la portée de tout le monde.

Dans tous les cas : rigoureuse désinfection et minutieuse propreté de l'appartement, du malade, des vases et ustensiles à son usage, ainsi que des matières par lui rendues.

Les personnes qui entourent le malade ne négligeront rien pour se soustraire à la contagion. Antiseptie rigoureuse de la bouche et du nez.

Ces soins seront donnés en attendant l'arrivée du médecin, auprès duquel on devra se rendre dès l'apparition des premiers symptômes de la maladie. Prévenu à temps, il pourra appliquer avec succès la merveilleuse méthode de traitement du savant docteur Roux, c'est-à-dire la sérothérapie.

Décoction (Voir *Tisane*).

Débilitant (Voir *Régime*).

Démangeaisons (*Rougeurs et Boutons sur le corps*). — Les démangeaisons et l'irruption de boutons sur le corps ne sont souvent produites que par les poussières et par le contact de tissus plus ou moins rudes, inégaux et pileux. A la poitrine et dans le dos, elles sont souvent occasionnées par l'application directe de la flanelle sur la peau (voir *Hygiène*, *Vêtement*).

Ces précautions prises, si les démangeaisons continuent, éviter de se gratter : c'est à ce prix qu'on obtiendra la guérison. Faire usage des grands bains : bains émollients (de son, de farine de graine de lin), de bains sulfuro-gélatineux, de lotions alcalines ou de la lotion suivante : acide phénique liquide, 3o grammes ; carbonate de potasse, 15 grammes ; glycérine neutre, 100 grammes ; eau distillée, 900 grammes ; une ou deux cuillerées à soupe de ce mélange dans un demi-litre d'eau très chaude, pour lotions matin et soir.

Démangeaisons *des organes génitaux chez la femme.* — Plusieurs fois le jour faire des lotions avec une infusion forte de feuilles de menthe poivrée, dans laquelle on pourra ajouter 5 grammes de borax. L'infusion devra être employée très chaude.

Démangeaisons *chez les vieillards.* — Bains de son et lotions tous les soirs avec de l'eau à 40° centigrades (sans thermomètre on obtient à peu près ce degré en mêlant de l'eau bouillante et de l'eau froide par parties égales) dans laquelle on ajoutera, par litre, deux cuillerées à soupe de la solution suivante : acide phénique neigeux, 4 grammes ; vinaigre aromatique, 200 grammes. Pour usage externe.

Après la lotion, saupoudrer le corps avec la poudre suivante : salicylate de bismuth, 20 grammes ; amidon en poudre, 90 grammes. Mêler. (Besnier.)

Dentition (*Troubles de la dentition*). — Les accidents causés par l'évolution des dents de lait ont été exagérés. Chez les enfants bien constitués, sans antécédents héréditaires, ni tare physiologique ou pathologique, la pousse des dents se fait sans troubles appréciables. Mais, chez les enfants de constitution médiocre, débile et nerveuse, la dentition occasionne des troubles plus ou moins graves : diarrhées diverses, vomissements, convulsions, éruptions, insomnie, agitation nerveuse, etc.

L'enfant qui va avoir une dent, a les gencives gonflées, rouges et douloureuses ; il porte à la bouche les doigts et tous les objets qu'il a entre les mains ; il bave, devient grognon, énervé, et son sommeil est agité.

On distingue deux dentitions. La première comprend les dents primitives dites dents de lait ; elle s'accomplit, dans l'espace de trente-six mois, dans l'ordre suivant : quatre incisives médianes, du sixième au huitième mois ; quatre incisives latérales, du huitième au douzième mois ; quatre premières molaires, du douzième au seizième mois ; quatre canines, du seizième au vingt-quatrième mois ; quatre secondes molaires, du vingt-quatrième au trente-sixième mois. En tout vingt dents qui seront remplacées à la deuxième dentition.

La deuxième dentition s'effectue, de six à quatorze ou quinze ans, dans l'ordre suivant : de six à huit ans, les deux incisives médianes inférieures ; de sept à huit ans, les deux incisives médianes supérieures ; de huit à neuf ans, les quatre incisives latérales ; de neuf à dix ans, les quatre premières petites molaires ; de dix à onze ans, les quatre canines ; de douze à treize ans, les quatre secondes petites molaires ; de douze à quatorze ans, les quatre grosses molaires. Les dernières grosses molaires ou dents de sagesse ne paraissent guère avant vingt ans ; quelquefois elles ne sortent pas.

Cet ordre n'est pas absolument rigoureux ; bien des enfants percent une dent avant le sixième mois, tandis que d'autres n'en ont pas encore à huit ou neuf mois.

Traitement. — On combattra la diarrhée par l'eau albumineuse qui se prépare ainsi : eau filtrée et bouillie, un quart de litre ; blanc d'œuf, un ; sucre, quantité suffisante ; eau de fleurs d'oranger, huit ou dix gouttes. Battre le tout et donner cette eau pure ou mêlée au lait. Lavements d'eau de riz avec une cuillerée à café d'amidon. Onctions sur le ventre avec huile de camomille camphrée laudanisée ; couvrir de flanelle et d'ouate (voir *Diarrhée*). Contre l'état nerveux, on donnera par jour de cinq à six petites cuillerées à café de la potion suivante : eau distillée de tilleul, 3o grammes ; sirop de fleurs d'oranger, 15 grammes ; bromure de sodium, 5o centigrammes ; teinture de belladone, une goutte.

Les troubles de la dentition seront souvent prévenus par des frictions faites sur les gencives avec le mélange suivant : glycérine neutre, 24 grammes ; chlorhydrate de cocaïne, 15 centigrammes ; bromure de sodium, 2 grammes ; chloral hydraté, 1 gramme ; teinture de safran, 1 gramme. Mêler, faire cinq ou six frictions par jour.

Le sevrage devra être retardé jusqu'après la sortie des premières dents. Il n'est pas prudent de sevrer un enfant pendant les grandes chaleurs ni pendant les grands froids ; le moment le plus favorable est le printemps ou l'automne.

Désinfection (Voir *Hygiène*).

Douleurs de dents *causées par la carie.* — Au moyen d'une plume d'oie préalablement taillée, on introduira dans le creux de la dent une pincée d'alun en poudre très fine. La douleur se calme au fur et à mesure que l'alun se dissout. On répète le pansement chaque fois que reparaît la douleur, jusqu'à ce que celle-ci cesse définitivement. L'emploi de ce topique a encore pour avantage d'enrayer les progrès de la carie, dus à l'action destructive des fragments alimentaires qui séjournent dans les dents creuses et s'y putréfient. L'alun possède des propriétés antiseptiques très prononcées.

Dents (ébranlement des). — Tannin, 4 grammes ; teinture d'iode, 2 grammes 50 centigrammes ; iodure de potassium, 50 centigrammes ; teinture de myrrhe, 2 grammes 50 centigrammes ; eau de roses, 100 grammes ; une cuillerée à café dans 1/3 de verre d'eau tiède pour baigner les gencives tous les matins et pendant quelques instants après la toilette de la bouche, qui doit se faire rigoureusement après chaque repas.

Diabète. — Maladie caractérisée par une altération des urines et du sang, une excrétion abondante des urines contenant plus ou moins de glucose (sucre), une notable augmentation de l'appétit, une soif inextinguible et un amaigrissement progressif.

Toute personne qui s'affaiblit et maigrit sans motif appréciable, qui souffre de la soif, dont la vue s'affaiblit et dont l'urine colle sur le linge et sur le pantalon doit craindre le diabète et faire analyser ses urines.

Le diabète, quoique grave, est une maladie dont on guérit souvent, lorsqu'on se soumet à un régime et à un traitement basé sur les antécédents, la durée de la maladie et sur l'état du malade. (Voir *Régime*).

Diarrhée (*Flux de ventre, dévoiement.*) — Les

évacuations fréquentes et liquides, accompagnées ou non de coliques et de douleurs de l'anus, constituent la diarrhée.

Chez l'adulte, elle a pour causes la frayeur, les chagrins, le froid aux pieds ou au ventre, la grande chaleur, l'ingestion de boisson trop froide et certains aliments. Simple, elle guérit facilement par la diète, par les lavements avec la décoction de pavot et de racine de guimauve (10 grammes de racine de guimauve et un pavot concassé que l'on fera bouillir pendant dix minutes dans un demi-litre d'eau, passer et ajouter une ou deux cuillerées à café d'amidon en poudre); par des cataplasmes de farine de lin sur le ventre; par de l'eau de riz, dans chaque litre de aquelle on battra trois ou quatre blancs d'œufs. Cette décoction sera rendue plus efficace en faisant bouillir avec le riz un pavot concassé. A prendre par tasse à café noir dans la journée et enfin par la potion suivante : eau distillée de menthe, 125 grammes; sirop de consoude, 30 grammes; extrait de ratanhia, 4 grammes; sous-nitrate de bismuth, 4 grammes; laudanum de Sydenham, 30 gouttes; teinture de belladone, 10 gouttes; mêlez. Une cuillerée à dessert ou à soupe toutes les heures.

Chez l'enfant, la diarrhée, quand elle est sans inflammation de l'intestin, dépend du mauvais lait de la nourrice ou du lait altéré par suite d'émotion (frayeur, chagrin); elle dépend de l'allaitement trop souvent répété, d'un régime trop nourrissant, de la dentition et de vers intestinaux. Pour combattre la diarrhée de l'enfant, il faut diminuer l'alimentation et quelquefois la changer pendant deux ou trois jours, en remplaçant le lait par le bouillon d'abattis de poulet ou d'os de bœuf. Eau de chaux ou eau albumineuse dans le lait. Espacer les heures de l'allaitement. Si ces moyens ne suffisent pas, on donnera des petits paquets, variant suivant l'âge, de 10 à 20 centigrammes de sous-nitrate de bismuth, Ces paquets seront pris dans une cuillerée à café d'eau sucrée, d'abord d'heure en heure. On les éloignera à mesure que les selles deviendront plus rares. Onctions sur le ventre avec le mélange suivant : baume tranquille, 3o grammes ; camphre en poudre, 2 grammes ; laudanum de Sydenham, 3 grammes ; essence de camomille, 1o gouttes ; mêlez. Pour usage externe.

Dans les diarrhées graves, chroniques et choléri-formes, dans la diarrhée verte et dans la diarrhée aqueuse (choléra infantile) des enfants, on devra se hâter d'appeler le médecin.

Douche. — On désigne sous le nom de douche une injection d'eau froide ou chaude, pure ou médi-camenteuse, dirigée vers une région extérieure du corps ou dans une cavité profonde. Les appareils étant très compliqués et dispendieux, on risquerait fort à la campagne d'être privé de ce moyen théra-peutique, si l'on n'avait recours aux procédés sui-vants à la fois simples et pratiques.

1º Pour les petites douches ou injections (voir ce mot), une seringue ou un irrigateur suffit.

2º Si l'eau doit être projetée avec plus de force et en plus grande quantité, on peut se servir de la seringue employée par les vétérinaires ou d'une pompe de jardin et, mieux encore, d'un de ces pul-

vérisateurs qu'on emploie au sulfatage des vignes.
La compression de l'air dans un réservoir spécial et
l'ajutage en lance produisent un jet puissant, continu et régulier.

3° Pour la douche, au sens restreint du mot, on
suspendra au plafond un grand seau ou on placera à
l'étage supérieur, dans un grenier, un tonneau. Le
fond du récipient sera percé d'une ouverture où se
fixe un tuyau en caoutchouc d'un diamètre propor-
tionné à la largeur de la colonne d'eau que l'on veut
obtenir. Le tuyau porte vers sa terminaison un robi-
net qui permet de livrer passage à l'eau ou d'en arrêter la chute. La force de la douche est augmentée
en élevant le récipient à une plus grande hauteur.

Dyspepsie. — Lenteur et difficulté habituelle
des digestions. La dyspepsie s'observe dans une
foule de maladies très différentes.

Elle est symptomatique d'affections cérébrales
(hypocondrie, hystérie, nervosisme, neurasthénie,
tumeurs du cerveau), d'altération du sang (chlorose,
anémie), de maladies chroniques de la matrice et du
foie, de la goutte, de maladies de l'estomac (gastrite
chronique, gastralgie, ulcère et cancer de l'estomac)
et de maladies de l'intestin.

Toutes les affections morales tristes et dépressives
produisent la dyspepsie.

Symptômes. — Malaise, pesanteur et gonflement
de l'estomac après le repas, baillements, éructations
avec ou sans odeur, régurgitations acides (renvois),
gargouillements, gaz, constipation ou alternatives
de constipation et de diarrhée, maux de tête, vertiges, palpitations, insomnies.

3**

Traitement. — Comme toujours, avant de formuler un traitement utile contre la dyspepsie, il en faut connaître exactement les causes et la nature, le régime et les habitudes du malade, etc. On ne soigne pas une dyspepsie rhumatismale comme on soigne une dyspepsie chlorotique ou une dyspepsie par atonie. Le traitement veut être dirigé contre la cause d'abord et contre les accidents ensuite ; contre le rhumatisme si la dyspepsie est rhumatismale, contre la chlorose si la dyspepsie est chlorotique.

Embarras gastrique (*Fièvre bilieuse*). — L'embarras gastrique s'observe à tous les âges et aussi bien chez l'homme que chez la femme et en été plus qu'en hiver.

Causes. — Chaleur, fatigue excessive, écarts de régime, excès de table, veillées prolongées.

Symptômes. — Malaise accompagné de fièvre avec fatigue générale et une barre douloureuse au-dessus des yeux, perte de l'appétit, dégoût des aliments, sensations de plénitude dans l'estomac, bouche pâteuse, amère, bilieuse, langue recouverte d'un enduit jaunâtre, nausées, constipation ou diarrhée.

L'embarras gastrique dure de huit à dix jours et se termine par la guérison ou par une dyspepsie chronique.

Traitement. — Le soir, administrer un vomitif Pour un adolescent de dix à quinze ans : émétique, 5 centigrammes et ipéca en poudre, 50 centigrammes. Pour une grande personne (adulte), la dose sera doublée. A prendre en trois fois dans une cuillerée d'eau sucrée, à cinq minutes d'intervalle entre chaque paquet (voir *Vomitif*). L'effet produit, prendre un bain de pieds avec quelques poignées de sel de cuisine ou de cendres de bois ou 125 grammes de farine de moutarde. (Voir *Bain de pieds*.)

Le lendemain matin, l'adolescent prendra 3o grammes de sulfate de soude dans une tasse de bouillon aux herbes ou dans une tasse de thé léger. Pour l'adulte, la dose de sulfate de soude sera de 4o à 5o grammes.

Si après quelques jours d'un régime doux l'appétit tardait à revenir, le malade boirait au commencement du repas un verre à madère de la macération suivante : écorce d'oranges amères, 10 grammes ; colombo, 5 grammes ; gentiane, 5 grammes, pour un litre d'eau froide et un demi-verre de table de bonne eau-de-vie. Laisser macérer deux ou trois jours et passer au travers d'un linge. (Voir *Tisane* et *Macération*.)

L'embarras gastrique peut être confondu avec une fièvre typhoïde, dont il est parfois le début ; mais le doute sera bien vite levé. Après le vomitif et le purgatif, les symptômes et les accidents doivent disparaître. S'ils persistent, on doit craindre, surtout chez un jeune sujet, la fièvre typhoïde, et il est prudent d'appeler le médecin.

Embrocations. (Voir *Onctions*.)

Empoisonnement. — Certaines substances végétales, animales et minérales, à l'état solide, liquide ou gazeux arrêtent, lorsqu'elles sont introduites dans l'organisme humain, les fonctions de la vie (acides, arsenic, phosphore, cuivre, plomb, opium, belladone, aconit, ciguë, champignons vénéneux et parfois certains poissons, moules, huîtres, etc., etc.).

Les symptômes varient suivant la nature du poison, mais lorsqu'une personne en bonne santé est subitement prise de nausées, de vomissements, de coliques, de vertiges, de défaillance, de syncope avec malaise, il faut soupçonner un empoisonnement.

Avant tout, débarrasser l'estomac en sollicitant le vomissement. Introduire deux doigts ou une plume dans la gorge (pharynx) et seconder l'action par l'ingestion d'une grande quantité d'eau tiède. Mais il est essentiel de laisser les doigts ou la plume dans la gorge, même pendant le vomissement, afin de forcer l'estomac à rejeter toutes les matières qu'il contient. On pourra par là enrayer l'action du poison et empêcher des lésions irrémédiables qui ne tarderaient pas à se produire. Cette évacuation répétée placera le malade dans le meilleur état, en attendant que le médecin neutralise les effets de la substance ingérée par le traitement requis.

Engelure. — On désigne sous le nom d'engelure une tuméfaction rouge, chaude et circonscrite des doigts de la main, des orteils et du talon. Elle se produit quand une partie du corps échauffée est exposée subitement au froid et surtout quand une partie humide et engourdie par le froid est exposée à une forte chaleur. Aussi la rencontre-t-on fréquemment chez les personnes qui trempent les mains alternativement dans l'eau chaude et dans l'eau froide, chez celles qui chauffent leurs pieds sur des chaufferettes et chez celles qui, venant du dehors et ayant les pieds humides et engourdis par le froid, les présentent au feu sans aucune transition. C'est qu'en effet l'action du froid et celle de la chaleur ont sur la peau des effets identiques. (Voir *Congélation*.)

Dans l'engelure, on observe un premier et un second degré qui correspondent au premier et au second degré de la brûlure : rougeur, formation de phlyctènes (cloches, ampoules) et par suite ulcération, et un troisième degré qui correspond aux quatre derniers degrés de la brûlure.

Premier degré : Rougeur de la peau, gonflement du tissu cellulaire sous-cutané, douleur peu vive; cependant lorsque la partie est exposée à la chaleur, démangeaison.

Deuxième degré : La partie enflammée prend une teinte violacée, le gonflement augmente, la peau se fendille : gerçures, crevasses. Parfois une secrétion séro-purulente soulève l'épiderme qui se rompt et laisse voir le derme légèrement ulcéré. Douleurs et démangeaisons intolérables.

Troisième degré : Symptômes plus accusés, cuisson.

Les engelures sont le lot des personnes dont les mains ont à subir des alternatives de chaleur et de froidure, et des personnes de tempérament lymphatique et scrofuleux.

Au début, on guérira souvent en plongeant dix minutes chaque soir, pendant deux ou trois jours, les parties malades dans un bain chaud sinapisé, ou encore dans un bain contenant une forte décoction de feuilles de noyer ou de morelle noire; essuyer, puis frictionner légèrement avec de l'alcool camphré et saupoudrer avec la poudre suivante : salicylate de bismuth, 5 grammes ; poudre d'amidon, 45 grammes.

On peut aussi se servir avec succès de l'une ou de l'autre des préparations qui suivent :

1° Teinture de benjoin, 4 grammes ; glycérine neutre, 8 grammes ; huile de lin, 15 grammes ; cire jaune, 8 grammes ; essence de lavande, 1 gramme ; mêlez.

2° Glycérine pure, 30 grammes ; biborate de soude, 8 grammes ; extrait thébaïque, 50 centigrammes ; teinture de benjoin, 4 grammes.

3° Acide phénique neigeux, 1 gramme ; tannin, 1 gramme ; teinture d'iode, 2 grammes ; cérat simple, 30 grammes. Faire trois ou quatre applications par jour de cette pommade.

4° Oxyde de zinc, 8 grammes ; glycérine pure, 25 grammes ; ajoutez : lanoline, 20 grammes ; baume du Pérou, 2 grammes. Frictionner tous les soirs les parties lésées ; pendant la journée, on fera quelques lavages à l'eau boriquée, après lesquels on mettra une couche mince de cette pommade.

Pour calmer les démangeaisons du soir, lorsqu'elles sont trop vives, faire des frictions avec le liniment suivant : glycérine pure, 50 grammes ; eau distillée de roses, 50 grammes ; tannin, 50 centigrammes.

Entorse. — L'entorse est une lésion (distension, éraillement et déchirures) des ligaments, quelquefois de la synoviale et des parties molles qui entourent une articulation. Elle est causée par coup, chute, faux mouvement. L'entorse, quoique plus fréquente à l'articulation du pied, peut se produire au coude, au poignet, aux doigts, au genou, à la hanche et à la colonne vertébrale, etc.

On a guéri des entorses en trempant le membre atteint dans de l'eau froide au moment de l'accident. Quoique la douleur s'accroisse immédiatement, la guérison n'a pas moins lieu en peu de temps. On prescrit dans le même but des compresses d'un mélange d'eau blanche, 900 grammes ; eau-de-vie camphrée, 60 grammes ; teinture d'arnica, 50 grammes ; laudanum de Sydenham, 10 grammes, et des cataplasmes de pulpe de pomme de terre (râpée) souvent renouvelés. Dans le traitement de l'entorse, le professeur Gosselin indique les moyens suivants : le premier jour, application de 8 ou 10 sangsues au niveau de l'endroit douloureux. Une heure après la chute des sangsues, et quand le sang sera arrêté, on fera, le premier jour, un seul badigeonnage avec le mélange suivant : collodion élastique, 30 grammes ; chlorhydrate de morphine, 5 centigrammes ; puis, pendant les trois, quatre ou cinq jours qui suivent, on fera deux badigeonnages par jour. Généralement le malade marche presque sans douleur vers la fin de la semaine. Il ne s'agit ici que des entorses non compliquées de déchirures des parties voisines de l'articulation.

Selon le Dr Abeille, à tous les traitements employés jusqu'ici, il faut préférer les onctions de belladone. On emploie une pommade composée de 15 grammes d'extrait de belladone, 20 grammes d'axonge, et 10 grammes de cérat. Étendre cette pommade sur la partie malade, et recouvrir d'ouate imbibée d'eau froide, ouate qui, séchée, peut servir de nouveau. Ce pansement sera renouvelé d'heure en heure, puis de deux heures en deux heures, et, à la fin, matin et soir seulement. Huit ou dix pansements suffisent à vaincre la douleur. Au bout d'un jour et d'une nuit, le malade peut marcher, si l'entorse est sans complication, déchirure de ligaments ni fracture.

Dans ma pratique, j'emploie la pommade suivante : extrait de belladone, 20 grammes ; onguent populeum, 40 grammes ; teinture d'opium, 5 grammes. Dans tous les cas, l'immobilité et le repos au lit sont essentiels pour une prompte guérison.

Le massage donne de très bons résultats dans les entorses non compliquées, mais il demande une certaine habileté dans son application.

Érythème. (*Efflorescence.*) — Inflammation de la peau, rougeurs superficielles donnant lieu parfois à un suintement d'odeur désagréable.

Causes. — Frottement de deux surfaces contiguës, surtout chez les enfants potelés et les personnes grasses à peau fine ; le contact d'écoulements divers chez les enfants au moment de la dentition et chez les femmes à l'âge critique ; action du soleil quand il provoque la sueur.

Traitement. — Propreté extrême des parties malades. Chaque jour, à deux ou trois reprises, et même plus souvent, selon la saison, lotions à l'eau boriquée (acide borique, 30 grammes ; eau bouillante, 1 litre). La lotion séchée, étendre l'une ou l'autre des préparations suivantes : 1° amidon en poudre, 15 grammes ; talc en poudre, 10 grammes ;

oxyde blanc de zinc léger, 5 grammes ; salicylate de bismuth, 5 grammes ; mêler ; 2° cérat simple, 3o grammes ; calomel, 4 grammes ; sous-acétate de plomb liquide, 2 grammes.

Érythème *des nouveau-nés.* — Rougeurs plus ou moins étendues et plus ou moins vives, siégeant plus particulièrement aux cuisses, au siège et aux parties génitales. Talc de Venise, oxyde blanc de zinc, poudre d'amidon, 3o grammes de chaque, acide borique pulvérisé, 4 grammes. Poudrer l'enfant après le nettoyage des parties malades.

Estomac (*Maladies de l'*). — L'estomac est la partie de l'appareil digestif qui, la première, reçoit les aliments et leur fait subir la transformation qui est achevée dans les intestins. De tous les organes du corps humain, l'estomac est peut-être celui qui influe le plus sur la santé. La moindre irrégularité dans ses fonctions produit sur l'être physique et sur l'être moral des désordres qui s'aggravent par le renouvellement ou par la continuité de cette irrégularité. Ce n'est donc pas à tort qu'aux maladies primitives de l'estomac on rattache un grand nombre d'autres maladies.

Que, par exemple, la quantité d'aliments ingérés excède l'aptitude digestive de l'estomac, ou bien il se produira une indigestion qui peut causer une gastrite aiguë, et favoriser le développement de maladies à l'état latent, ou bien une partie du bol alimentaire passera dans les intestins sans avoir été suffisamment digérée, et provoquera des troubles intestinaux. Que si, par d'autres causes, et sans chercher plus loin, par excès de boissons, l'estomac surmené et irrité n'élabore qu'imparfaitement la nourriture, conséquences : dénutrition, par suite diminution dans la quantité et la richesse du sang, et affaiblissement des centres nerveux qui subissent des perturbations profondes : d'où nouvelles maladies.

Les causes les plus fréquentes des maladies de l'estomac sont l'usage et surtout l'abus des aliments âcres, irritants, stimulants, échauffants, avariés, falsifiés et imparfaitement mâchés ; les boissons alcooliques, les boissons prises en excès, les écarts de régime, une alimentation trop abondante, les privations, les émotions morales, etc.

Se soustraire à ces causes serait le moyen le plus simple pour éviter les maladies qui en résultent. Mais d'ordinaire, quand il s'agit de plaisirs ou de caprices, l'homme n'écoute guère la raison et se préoccupe peu des conséquences. Il n'est pas maître d'ailleurs des chagrins qui l'accablent, et il ne commande pas assez à son estomac pour lui imposer telle ou telle nourriture.

Les symptômes des maladies de l'estomac se traduisent par des douleurs plus ou moins vives à l'estomac, avec ou sans tiraillements ; par une sensation de chaleur, de brûlure au creux de l'estomac (épigastre) ; par des gonflements, par des gaz et par des vomituritions, où les matières remontent jusqu'à l'œsophage sans être rejetées, et par des vomissements. Ils sont accompagnés de langueur, de tristesse et de mélancolie.

La gastrite, la gastralgie, les dyspepsies diverses, le ramollissement de la muqueuse stomacale, l'ulcère, le cancer et la dilatation de l'estomac ont des symptômes qui, par leurs rapports avec la lésion particulière à chaque maladie, permettent une distinction aisée au médecin expérimenté.

Éternuement. — L'éternuement est provoqué par une sensation de picotement dû à l'action du froid, à l'introduction de poussières ou de vapeurs irritantes, et de substances sternutatoires. Le plus souvent il est involontaire. Il se prolonge parfois assez longtemps, et rien n'est plus désagréable que d'éternuer au théâtre, à l'église, ou au milieu d'un sermon ou d'un discours. Il a parfois des conséquences fâcheuses chez les dames. Par l'ébranlement violent qu'il produit dans tout le corps, il réveille et exagère les douleurs. Aussi est-il redouté des malades atteints de maux de tête, de névralgie, de rhumatisme, de fracture, etc.

Le moyen d'empêcher et de faire cesser un éternuement, même commencé et qui semble irrésistible, est infaillible. Il consiste à placer, à droite et à gauche du nez, à la base des ailes et près de la lèvre supérieure, le pouce et l'index, et à appuyer assez fortement en rapprochant les deux doigts comme pour fermer les narines.

Étourdissement. — L'étourdissement est caractérisé par le tournoiement des objets placés devant les yeux, l'obligation de chercher un point d'appui pour se soutenir, et la perte subite de connaissance.

Causes. — Pléthore (surabondance de sang) occasionnant la congestion cérébrale (voir *Apoplexie*). Anémie produisant la vacuité du cerveau ; ramollissement cérébral, hystérie, dyspepsie, etc.

Si l'étourdissement est causé par une congestion au cerveau : compresses d'eau froide sur la tête ; application de sangsues à l'anus ; purgations fréquentes, et régime débilitant (voir ce mot). Se défier des récidives.

Lorsqu'il est déterminé par la gastralgie, la chlorose, l'anémie et l'hystérie, il ne peut être traité efficacement que si l'on connaît la nature de la maladie qui le cause, et l'état du malade.

Évanouissement. (*Syncope.*) — Perte complète ou incomplète de la connaissance, du sentiment et du mouvement. Pâleur de la face, cessation du pouls, sueur froide, rareté des bruits du cœur. L'évanouissement dure de quelques minutes à quelques heures.

Causes. — Émotions vives, certaines odeurs, hémorragies (pertes de sang), appauvrissement du sang, etc.

Traitement. — Desserrer ou enlever les vêtements du malade, qui sera couché horizontalement dans un lieu frais et aéré, la tête très basse et portée en arrière. On peut ajouter des frictions d'eau froide ou de vinaigre, au front et sur les tempes ; faire respirer de l'éther, des sels anglais, de l'ammoniaque.

Femmes (*Maladies des*). — Les maladies des femmes comprennent toutes les affections des organes de la génération. Ces maladies étant nombreuses, leur description nous entraînerait trop loin. On consultera à ce sujet le « Livre de la femme et de la mère [1] ». On trouvera dans cet ouvrage tout

---

1. Un vol. de 200 pages (4ᵉ édition, 1894), *franco* contre

ce qui peut intéresser une femme et une mère soucieuse de sa santé et de celle de ses enfants.

Fissures et croûtes des narines (*Pommade contre les*). — Pommade au précipité blanc, 10 grammes ; vaseline boriquée, 10 grammes ; oxyde blanc de zinc, 3 grammes ; acétate de plomb, 10 centigrammes ; mêler. Faire trois ou quatre onctions par jour. (Baune.)

Flueurs blanches. — (Voyez *Leucorrhée*.)

Friction. — Moyen hygiénique et thérapeutique que l'on met en usage pour exciter la surface de la peau, modérer l'action pénible du froid et de l'humidité, activer la circulation des liquides, faciliter la transpiration, fortifier le système nerveux, etc. La friction se pratique à l'aide de la main nue ou armée d'une brosse, d'un gant de flanelle sèche ou imbibée de liquide huileux, alcoolique, aromatique, irritant, calmant, etc.

Fumigation. — 1° Développement de gaz ou de vapeurs pour purifier l'air (voir Première Partie) ; 2° application d'un médicament sous forme de gaz, vapeur ou fumée au corps tout entier ou à une de ses parties. La fumigation est sèche ou humide. La fumigation sèche s'obtient en mettant sur une plaque de métal chauffée au rouge ou sur des charbons ardents, du cinabre, du soufre, du benjoin, du baume de tolu, des copeaux de bois de sapin, des

4

baies de genièvre, etc. La fumigation humide s'obtient, soit en versant de l'eau bouillante sur les plantes ou autres substances médicamenteuses ; soit en faisant bouillir ces plantes et substances dont les principes volatils sont entraînés par la vapeur d'eau, tant que dure l'ébullition. Les fumigations s'emploient utilement dans quelques affections du visage et dans les inflammations des muqueuses du nez, de la bouche, de la gorge, du larynx, de la trachée et des poumons.

Furoncle (*Clou*). — Petite tumeur dure, rouge, violacée, bien circonscrite, acuminée, chaude et douloureuse au toucher. A son sommet ne tarde pas à se présenter une vésicule, d'où suinte un peu de pus. On voit au fond une matière d'un blanc verdâtre qui, lorsqu'elle est éliminée, laisse à sa place une petite ulcération qui guérit en quelques jours.

L'anthrax bénin n'est qu'un furoncle très étendu et doit être traité comme le furoncle. On fait avorter les furoncles et les anthrax bénins à leur début, en faisant plusieurs frictions par jour avec le mélange suivant : oxyde rouge d'hydrargyre, 10 centigrammes ; lanoline, 10 grammes.

Dans les cas légers, avec un peu d'ouate imbibée de teinture d'iode caustique, on fera des badigeonnages de quelques secondes sur la tumeur et autour d'elle. Dans les cas plus graves, ce badigeonnage sera de une à deux minutes.

Lorsque les furoncles sont nombreux, M. le professeur Verneuil conseille les pulvérisations d'eau phéniquée (2 grammes d'acide phénique pour 100 grammes d'eau) faites à l'aide d'un pulvérisateur énergique, sur toute la partie malade et son pourtour.

Contre les furoncles et les anthrax, le Dr Alison prescrit le traitement suivant : faire bouillir un litre d'eau, y ajouter 4o grammes d'acide borique. Avec cette solution chaude dont on imbibe un peu d'ouate, faire des frictions douces sur la tumeur et tout autour d'elle. Recouvrir ensuite avec des compresses trempées dans cette eau boriquée, par dessus compresses de taffetas ou d'ouate. On renouvellera cinq ou six fois par jour ces frictions et ces compresses, mais toujours avec la solution à chaud.

On fait avorter les furoncles et souvent les panaris avec la pommade suivante : oxyde rouge d'hydrargyre, 25 centigrammes; lanoline, 20 grammes; faire deux ou trois frictions par jour, de trois à cinq minutes de durée. 2° Le Dr Debouzy a employé sur lui-même et sur plusieurs de ses malades, avec plein succès, le moyen suivant : prendre, par jour, avant les repas, deux ou trois cuillerées à soupe de levure de bière délayée dans un verre de bière. La diarrhée est le seul inconvénient de ce traitement, encore se produit-elle assez rarement. Les anthrax guérissent rapidement. Dans les cas de furoncles à répétition, de nouveaux clous apparaissent, mais ils avortent; il faut alors continuer le traitement pendant quinze jours.

En même temps, usage à l'intérieur de cachets dont voici la formule : acide borique pulvérisé, 15 grammes pour vingt cachets. Prendre un de ces cachets matin et soir pendant une durée de dix à quinze jours.

On peut encore employer les cataplasmes émollients, les cataplasmes de fécule de pomme de terre
ou de mie de pain bouillie dans du lait ; et enfin,
quand le clou est mûr, des petits emplâtres d'onguent de la mère. Purgatif et tisane de houblon.

Gale. — Maladie de la peau caractérisée par des
petites vésicules et des pustules occasionnées par la
présence d'un insecte nommé acare.

La gale est très contagieuse. Pour la gagner, il
suffit de coucher dans le lit d'un galeux ou de porter
des vêtements sur lesquels a été déposé un acare.
Personne n'ignore que Bonaparte en fut atteint au
siège de Toulon, rien que pour avoir saisi un refou-
loir contaminé par un canonnier. Cette propriété
contagieuse était connue dès le moyen-âge, car aux
archives de la Meuse nous avons trouvé, entre autres
inhibitions, qu'à tous lépreux ou galeux il était, sous
peine de châtiments corporels, défendu de placer les
mains sur le garde-fou des ponts.

Lorsque le soir et la nuit une démangeaison
intense est accompagnée d'une éruption de petites
vésicules discrètes, acuminées et transparentes au
sommet, siégeant aux poignets, dans les intervalles
des doigts, au pli du coude, au jarret et sur le
ventre, on peut craindre la gale.

Traitement. —On emploie le soufre sous la forme
de pommade : axonge (graisse de porc), 300 grammes ; soufre en poudre, 50 grammes ; carbonate de
potasse, 25 grammes ; mêlez. Une friction matin et
soir sur tout le corps, et après deux jours, prendre
un grand bain chaud et savonner le corps avec le
savon noir. Le traitement par le pétrole est égale-

ment efficace; il est peu coûteux et se trouve partout. On fait, le soir, des frictions sur toute la surface du corps et particulièrement sur les points plus malades avec le pétrole ordinaire. Le matin on savonne, le soir on recommence la friction au pétrole. La guérison s'obtient dans l'espace de deux à quatre jours.

Il est indispensable contre la gale de faire la désinfection du linge de corps, des vêtements et de la literie, sous peine de voir réapparaître cette incommode garnison.

Gastralgie (*Crampes d'estomac*). — Les causes de la gastralgie sont prédisposantes : âge, sexe féminin, tempérament nerveux, vie sédentaire, chagrins, hérédité, etc. Causes occasionnelles : privations, diète trop prolongée, usage de fruits acides, condiments âcres, mauvaises digestions, etc. Causes symptomatiques : maladies de l'estomac, gastrite, vers intestinaux, leucorrhée, chlorose, maladies de la matrice, goutte, maladies du foie, etc. Les symptômes de la gastralgie sont variables et en rapport avec les causes qui l'ont produite. En général : troubles nerveux, douleurs à l'estomac avec pincements, constrictions violentes, brûlures, bruit de glou-glou, constipation, appétit augmenté ou dépravé, etc. Le traitement de cette maladie nécessite la connaissance parfaite des causes qui l'ont produite et de celles qui peuvent l'entretenir.

Goutte. — La goutte est une affection particulière, dont les caractères les plus tranchés consistent dans la dyspepsie fréquente, des douleurs spontanées, périodiques ou rémittentes, occupant les orteils et les petites jointures où se produisent un gonflement douloureux, de la déformation et plus tard des dépôts calcaires.

La goutte est une diathèse voisine du rhumatisme, avec lequel il est, dans certains cas, facile de la confondre.

Les causes de la goutte sont prédisposantes, occasionnelles et héréditaires. Aux premières se rapportent l'âge mûr, le sexe masculin, l'usage des mets de haut goût et les boissons alcooliques, la vie sédentaire, les plaisirs de l'amour satisfaits prématurément ou à l'excès, etc. Les causes déterminantes seraient la suppression de la sueur et l'action du froid.

Sans changer de nature, la goutte peut se porter de l'extérieur à l'intérieur, remonter ou rétrocéder, comme on disait autrefois, et donner lieu à des névralgies viscérales multiples et très douloureuses : angine de poitrine, gastralgie, névralgie de l'estomac et des intestins, bronchite, asthme, pneumonie, gravelle, maladies des reins, apoplexie, etc.

Le traitement de la goutte réclame : 1º des soins préventifs ; 2º des soins pendant l'accès ; 3º un traitement spécial longtemps continué ; 4º et un régime sévère et régulièrement observé. (Voir *Régime des goutteux.*)

Grippe. — Gargarisme préventif contre la grippe et les infections des voies respiratoires (M. Fiessinger) : thymol et essence de cannelle, de chaque 3 grammes ; alcool à 90º, 125 grammes ; essence d'anis, 25 gouttes. Dix gouttes dans 1/4 de verre d'eau pour gargarisme quatre fois par jour.

En pleine épidémie de grippe, alors que des familles entières étaient alitées, ont été préservées les personnes qui faisaient usage de ce gargarisme, plus commode à manier que les solutions boriquées, phéniquées ou salicylées; semble également garantir contre les angines et les bronchites. Grâce à ce gargarisme, n'ont pas été enrhumées et n'ont pas souffert de la gorge des personnes qui toussaient et présentaient des amygdalites une ou plusieurs fois l'année. On complètera le traitement par quelques aspirations nasales faites avec le même liquide. (Voir *Influenza*.)

Hémorragie. — La sortie du sang hors des vaisseaux qui le renferment constitue l'hémorragie.

Hémorragie du poumon (*crachement de sang, hemoptisie.*)

Causes. — Pléthore, efforts de la voix, suppression de flux habituels (règles, hémorroïdes), inflammation des poumons, tuberculose, anévrisme, etc.

Symptômes. — Petite toux sèche avec ou sans goût de sang dans la bouche; crachement de sang rouge, mêlé d'écume. Le sang vient tantôt lentement et par petite quantité, tantôt en abondance et en bouillonnant; tantôt enfin s'échappant par les fosses nasales, il provoque le vomissement et menace le malade de suffocations. La perte excessive de sang produit la pâleur du visage, le refroidissement, les syncopes, les convulsions.

Traitement. — En attendant le médecin, rassurer le malade, exposition à l'air frais, position assise les jambes pendantes sur le bord de son lit. Résister autant que possible aux efforts de la toux et garder le silence. Appliquer des linges froids sur la poitrine et dans le dos. Sinapismes (voir ce mot) aux quatre membres. Compresses souvent renouvelées d'eau froide ou glacée sur la poitrine, ventouses (voir ce mot) sur les membres, boissons glacées, acidulées avec du citron ou du vinaigre; mettre dans la bouche de petits morceaux de glace. Repos absolu de la parole.

Hémorragie de l'estomac (*vomissement de sang.*)

Causes. — Pléthore, coups sur l'estomac, maladies du cœur, suppression des règles ou de flux habituels, abus des purgatifs drastiques, excès alcooliques, anémie, scorbut, anévrisme, ulcération, ulcère et cancer de l'estomac.

Symptômes. — Gêne, tension, plénitude et chaleur à l'estomac, malaise, anxiété, pâleur, frisson, refroidissement, faiblesse, sueur froide, etc.

Dans l'hémorragie du poumon, le sang vomi est rouge, mêlé d'écume, et dans l'hémorragie de l'estomac le sang est quelquefois rouge, acide, assez liquide et mêlé de matières alimentaires; mais d'ordinaire et surtout lorsque le vomissement se produit deux ou trois heures après l'hémorragie, le sang est noir, liquide, granuleux et ressemble à de la terre, de la suie ou à du marc de café. Assez souvent l'hémorragie de l'estomac, quelle que soit son abondance, ne donne pas lieu à des vomissements abondants; c'est que une grande partie du sang contenu dans l'estomac passe par les selles.

Traitement. — Morceaux de glace dans la bouche ou petites cuillerées à café de glace pilée, suc de citron par cuillerée à café, suc de grenade, eau de seltz, eau sucrée vinaigrée. Compresses d'eau froide très fréquemment renouvelées, ou vessie contenant de la glace au creux de l'estomac, bains de pieds et sinapismes aux membres inférieurs. Rétablir les règles et les hémorroïdes supprimées.

Hémorragie utérine *(pertes, hémorragie de la matrice)*. — L'hémorragie utérine est extrêmement rare chez les jeunes filles nubiles, plus fréquente au fur et à mesure que l'âge critique approche.

Causes. — Violences extérieures, abus des plaisirs, émotions vives, usage des drogues employées pour rappeler les règles ou dans un but criminel, présence d'un pessaire ; souvent, maladies de la matrice : congestion, métrite, polypes, fongus, ulcère et cancer de la matrice.

Symptômes. — La perte peut être subite, progressive ou foudroyante : sang liquide pur, rutilant, chaud, très coagulable ou en caillots. Si l'écoulement se fait lentement, le sang s'amoindrit en richesse, en couleur, en coagulabilité. Le sang s'accumule-t-il dans l'intérieur de la matrice : chair de poule (horripilation), frissons, coliques, développement de l'organe, douleurs dans le bassin, les flancs, le ventre et les cuisses, chaleur et démangeaison vers les organes génitaux, contractions expulsives.

Traitement. — Repos au lit, la tête basse, tenir le bassin plus élevé que le tronc, topiques froids sur le ventre, boissons froides, glacées et acidulées. Surtout faire des injections d'eau très chaude, à 45° centigrades. A défaut de thermomètre, on mélange par partie égale de l'eau bouillante et de l'eau froide. Ces injections seront prises au lit, le siège de la malade appuyé sur un vase plat, destiné à recevoir le liquide de l'injection. Combattre la pauvreté du sang et les causes organiques de l'hémorragie utérine.

Hémorragies traumatiques. — (Voir *Plaies*.)

Hémorroïdes. — Tumeurs sanguines formées de veines et de veinules dilatées, et semblables à des varices. Elles siègent sur la face interne et inférieure du rectum (hémorroïdes internes), et au pourtour de l'anus (hémorroïdes externes).

Leur volume varie depuis la grosseur d'un petit pois jusqu'à celle d'un gros œuf.

Internes, les hémorroïdes sont tantôt lisses et tantôt bosselées, rugueuses et pédiculées ; externes, elles sont ordinairement lisses et volumineuses.

Lorsqu'à certaines époques irrégulières ou périodiques elles donnent lieu à un flux de sang (d'où leur nom), elles sont dites fluentes ; lorsqu'elles ne produisent pas cet écoulement, on les dit sèches.

Elles sont le siège de congestions ou de fluxions. Dans l'état de fluxion, la tumeur hémorroïdale est tendue et violacée. Si elle est pressée, elle diminue de volume ; mais elle reprend ses dimensions premières, quand la pression vient à cesser. Souvent très douloureuse, elle empêche de s'asseoir, de rester debout et de marcher ; et elle provoque des envies fréquentes d'aller à la garde-robe.

Si elle s'enflamme, elle devient dure, tendue, chaude, et cause une souffrance intolérable ; et la congestion qui en résulte se propage aux organes environnants : urètre et col de la vessie chez l'homme ; vagin et utérus chez la femme.

Dans les cas intenses, la défécation, excessivement douloureuse, est parfois impossible. La tumeur interne suppure, descend, et dans l'effort est prise par le muscle sphincter de l'anus, qui se rétracte : c'est l'étranglement hémorroïdal qui est frappé tantôt de gangrène, et tantôt d'abcès, parfois suivi de fistule anale.

Causes. — Age, hérédité, tempérament bilieux, sanguin et goutteux, etc. Intempérance, nourriture trop forte et trop épicée, inflammation du gros intestin, abus des purgatifs drastiques et irritants ; équitation, vélocipédie, vie sédentaire, sièges chauds et rembourrés, etc. La grossesse y prédispose les femmes. Trop souvent encore les hémorroïdes sont la conséquence d'états congestifs produits par la constipation qui, à son tour, peut être occasionnée par des hémorroïdes.

Cette maladie traverse trois périodes de gravité croissante : 1° dans l'intervalle des fluxions, la tumeur interne se réduit d'elle-même dans le rectum ; 2° elle peut être réduite par le malade lorsqu'il est couché ; 3° elle ne se réduit plus.

Traitement. — Il est préventif, palliatif et curatif. Pour les personnes prédisposées, éviter les causes déterminantes, surveiller l'état général et suivre un régime doux. Éviter à tout prix la constipation. Se présenter tous les jours, aux mêmes heures, à la garde-robe et y faire peu d'efforts. Usage modéré des lavements, et surtout des grands lavements. Se garder de tout ce qui pourrait déterminer une congestion sur le siège (pilules, poudres, teintures et élixirs purgatifs, aloès, etc.). Dans le traitement palliatif, mêmes précautions que ci-devant : lavements d'eau froide et de glycérine, de décoction de son avec addition de deux cuillerées à soupe de gros miel ; de racine de guimauve, de graine de lin, de mercuriale. Garder le repos. Bains de siège froids, lotions répétées plusieurs fois le jour à l'eau alcoolisée très froide : soutenir la tumeur hémorroïdale au moyen d'un bandage en T, semblable à celui dont se servent les femmes pendant leurs règles. S'il survient de l'inflammation, appliquer des cataplasmes émollients et des sangsues, afin de diminuer la congestion sanguine, et de favoriser la réduction de la tumeur. Si la douleur est vive, onctions plusieurs fois le jour avec la pommade suivante : onguent populeum, 15 grammes ; cérat simple, 15 grammes ; extrait de belladone, 2 grammes ; teinture thébaïque, 2 grammes ; ou avec des lotions d'eau très chaude, suivies d'une application de compresses avec glycérine, 40 grammes ; eau de roses, 40 grammes ; alcool, 20 grammes ; chlorhydrate de cocaïne, 1 gramme ; ou encore, au moyen d'une fine éponge ou d'un linge fin, on fera plusieurs fois le jour des applications d'eau très chaude (50 à 60 degrés) sur la partie malade, suivies d'une application de la pommade suivante : vaseline pure, 20 grammes ; onguent napolitain, 5 grammes ; extrait de belladone, 2 grammes ; laudanum, 3 grammes.

Le malade ne doit pas toujours désirer la disparition de son infirmité. Quand les hémorroïdes constitutionnelles ne donnent pas lieu à un écoulement sanguin ni trop fréquent, ni trop abondant, ce qui, chez les personnes faibles, amènerait rapidement le dépérissement, l'anémie, et des accidents plus sérieux encore, elles sont, à tout prendre, une véritable fonction, qu'il serait peut-être imprudent de faire disparaître. L'on a vu des hémorroïdes fluentes, supprimées spontanément ou mal à propos, produire des crachements de sang, des saignements de nez et autres hémorragies supplémentaires, qui n'ont cessé que lorsque ces hémorroïdes ont été rappelées à leur siège ordinaire.

En dehors des cas très graves, et qui nécessitent les opérations chirurgicales, un traitement bien dirigé suffit toujours pour obtenir progressivement la guérison des hémorroïdes.

Hernies. — Sortie d'un viscère (intestin, épiploon, etc.), ou d'une partie de viscère à travers une ouverture naturelle ou accidentelle. Selon la place qu'occupe la hernie, elle est appelée inguinale, ombilicale, crurale, etc. Mais le plus communément le mot désigne la hernie intestinale ou abdominale.

Causes. — Efforts, embonpoint, affaiblissement de la paroi abdominale.

Tantôt la hernie se présente sous la forme de tumeur molle, élastique, sonore à la percussion, rentrant assez facilement à la pression quand le malade est couché sur le dos, le siège relevé ; on entend alors un bruit particulier, dit gargouillement (hernie de l'intestin). Tantôt la tumeur, moins élastique, est molle et pâteuse ; elle est réductible, mais sans donner lieu au gargouillement.

Symptômes. — Coliques sourdes, digestion difficile, flatulence, renvois, nausées, vomissement.

Traitement. — Le docteur Vandenabeele rapporte une quinzaine de cas où, à l'aide de la toux, il a réussi à réduire les hernies et à les guérir. Il recommande son procédé comme facile, commode, peu coûteux et supérieur aux moyens ordinairement employés.

Le procédé consiste à saisir la hernie à pleine main et à tousser fortement, coup sur coup, jusqu'à réduction.

Dans les cas de hernies graves et jugées irréductibles, l'administration d'un vomitif combiné avec une compression modérée de la tumeur, a souvent réussi. Repos. Application de bandage bien fait. Compresses avec des préparations astringentes. Éviter la constipation et les efforts violents.

Incontinence d'urine. — L'écoulement involontaire des urines s'observe surtout chez l'enfant comme maladie essentielle ; chez l'adulte, il est symptomatique ; et chez le vieillard, il est le résultat de l'atonie du col de la vessie.

Causes. — Présence d'un calcul dans la vessie, atonie de la vessie, lésions de la prostate, inflammation de la vulve et du vagin, maladie de la moelle épinière, etc.

Traitement. — Douches et lotions d'eau froide sur les parties génitales et au périnée ; bains froids, bains de mer, bains aromatiques ; préparations ferrugineuses et au quinquina ; alimentation substantielle. Boire peu, surtout le soir.

A moins de causes mécaniques : calculs, tumeurs,

etc., l'incontinence d'urine cède toujours à un traitement approprié à la cause qui lui a donné naissance.

Indigestion. — Impossibilité de garder les aliments dans l'estomac.

Causes. — Excès de table, aussi bien en fait de liquides qu'en fait de solides ; aliments lourds, malsains, falsifiés ; violente émotion.

Symptômes. — Malaise, gêne et pesanteur à l'estomac, mal de cœur, renvois, hoquets et rejet des matières alimentaires.

Traitement. — Pour se soulager promptement, boire autant d'eau tiède qu'on en peut boire, puis introduire deux doigts ou une longue plume dans la gorge et l'y maintenir pendant le vomissement. Après le vomissement, infusion de thé noir, de feuilles d'oranger et de camomille, eau de mélisse, café noir sans sucre, une cuillerée à soupe du cordial de Révérend Alexis, dans une petite tasse à thé d'eau chaude.

L'indigestion n'est pas sans danger. Les efforts et la persistance des vomissements enflamment la muqueuse de l'estomac et favorisent l'éclosion de maladies qui n'attendaient que cette cause déterminante pour se produire ; c'est ainsi qu'à plusieurs reprises on a vu survenir des maladies graves de l'estomac, qui n'avaient été provoquées que par des indigestions répétées.

L'indigestion doit être évitée par les personnes âgées ; pour elles, la secousse est souvent funeste.

Influenza. (*Grippe.*) — Cette maladie, essentiellement aiguë, réclame, dès le début, les soins les plus pressants. Bénigne chez les sujets sains et de robuste constitution, elle se termine le plus souvent par la guérison. Elle peut devenir dangereuse chez les tempéraments faibles ou affaiblis.

L'influenza revêt les formes les plus diverses : nerveuse, respiratoire, pulmonaire, rhumatismale, gastro-intestinale, etc.

Symptômes. — Dans les formes légères, fatigue générale, surtout le matin, inaptitude au travail, essoufflement facile, frissonnements, perte de l'appétit, douleurs musculaires, douleurs dans les reins, les cuisses, et particulièrement dans les yeux, quelquefois dans un seul œil, et violent mal de tête. A cette période succède l'état fébrile : frissons, chaleur sèche de la peau, nausées, coliques. De plus, symptômes particuliers à la maladie, que vient aggraver l'influenza, et complications fréquentes et souvent graves.

Traitement. — On a combattu l'influenza par de nombreux traitements. Quelques-uns seulement ont, par leur efficacité, réuni la majorité des médecins. Repos à la chambre, tisanes sudorifiques, calmants de la toux, quinine, antipyrine, caféine, digitale, etc.

Dans le plus grand nombre des cas, lorsque le malade se plaint de mal de tête et d'embarras d'estomac, que la langue est couverte d'un enduit jaunâtre et que l'haleine est mauvaise, je conseille un vomitif (voir ce mot) et des bains de pieds. Trois heures après le vomitif, je fais prendre, d'heure en heure, trois des cachets suivants : bromhydrate de quinine, 25 centigrammes ; antipyrine, 50 centigrammes ; poudre d'opium, 2 centigrammes pour un cachet, aussi réduit que possible. Prendre trois de ces cachets le premier jour ; et trois, le lendemain, à deux heures d'intervalle.

Sauf le cas de suppuration du poumon, complication très grave, rarement la grippe résistera à cette médication. Après ce traitement, faire usage des préparations de kola, de quinquina et autres substances appropriées à l'état et à la constitution du malade. C'est dans la convalescence de cette maladie, que le cordial de Révérend Alexis a révélé ses bienfaisantes propriétés toniques, stimulantes et digestives.

L'influenza est contagieuse et épidémique. Par conséquent, il faut faire l'antiseptie de la bouche et du nez plusieurs fois par jour, pour se préserver de la maladie et aider à la guérir. Solutions antiseptiques : infusion de menthe, dans laquelle on fera dissoudre, par litre, de 25 à 30 grammes d'acide borique ; le thymol ou le lysol étendu d'eau.

Inhalation. — Elle consiste à faire pénétrer par la bouche ou par le nez des gaz, des vapeurs et des poussières médicamenteuses, dans les voies respiratoires, pour en combattre les maladies.

A défaut d'appareil spécial, on place dans une théière les substances médicamenteuses, on verse un demi-litre d'eau bouillante ; on rabaisse le couvercle, et on aspire et on hume fortement par le bec de la théière les vapeurs qui sont entraînées à travers le larynx et les canaux bronchiques. On emploie de la même façon un bol ; après l'avoir préalablement chauffé, pour empêcher un trop rapide refroidissement, verser l'eau bouillante sur les substances médicamenteuses ; adapter sur le bol un entonnoir ou un cornet de papier d'un diamètre un peu plus grand que celui du récipient, et aspirer les vapeurs qui se dégagent par l'orifice de l'entonnoir ou par l'extrémité coupée du cornet. L'inhalation se fera très utilement par les fosses nasales quand elles participeront, ainsi que l'arrière-gorge et le pharynx, de l'inflammation des muqueuses nasales et respiratoires.

Injection. — Elle consiste à introduire, à l'aide d'une seringue, un liquide dans une cavité naturelle ou accidentelle. L'injection par l'anus prend le nom de lavement (voir ce mot).

Les injections sont oculaires, nasales, auriculaires, urétrales, vaginales, etc. On les emploie froides, tièdes et chaudes. Selon leur composition, elles sont émollientes et adoucissantes, calmantes, astringentes, irritantes, antiseptiques, etc. (voir ces mots). Si elles contiennent des caustiques ou des acides, l'injection sera faite avec une seringue en verre. Le médecin traitant donnera les indications sur le choix des substances et de l'instrument, selon le cas qui lui sera soumis.

Insomnie. — Le sommeil se perd souvent chez les personnes qui ont beaucoup travaillé, qui ont de vives préoccupations, des chagrins, etc. Chez les vieillards, l'insomnie est symptomatique de maladie. Les autres causes d'insomnie sont : l'anémie, la chlorose, la neurasthénie, la dyspepsie et les affections nerveuses.

Traitement. — Il sera approprié aux différentes causes qui produisent l'insomnie ; mais lorsque celle-ci est indépendante de toute maladie, on peut employer avec succès l'hydrothérapie, les lotions froides ou tièdes, les frictions alcoolisées, les infusions aromatiques chaudes au moment du coucher.

Chez les anémiques, les chlorotiques, les convalescents et les individus affaiblis, il faut recourir aux toniques et faire usage de frictions sur tout le corps avec le gant de crin. Coucher la tête basse.

Chez les pléthoriques, le régime alimentaire sera sobre : viandes blanches, poissons légers, les œufs sous toutes les formes, légumes verts et herbacés ; boire de l'eau et fort peu manger le soir ; pas de liqueurs, pas de café ni de thé ; dormir la tête haute.

En général, pour amener l'accoutumance, il faut se coucher de bonne heure, par exemple à neuf heures tous les soirs, au même moment, avec une précision rigoureuse. Ne pas lire au lit, s'éveiller de grand matin et quitter le lit sans se faire prier. Les sujets nerveux, très excités, devront dîner modérément et se coucher sans délai, à la dernière bouchée, avant la mise en train de la digestion. Ils pourront encore se coucher et dormir un peu dans la journée, de préférence avant le second déjeuner, l'espace d'un quart d'heure ou d'une demi-heure. Les anémiques n'en dorment que mieux dans la nuit : pour eux comme pour les enfants, le sommeil appelle le sommeil.

Contre les insomnies rebelles, le docteur Huchard conseille la potion suivante : eau distillée de tilleul, 140 grammes ; sirop de fleurs d'oranger, 30 grammes ; sirop de codéine, 30 grammes ; hydrate de chloral, 4 grammes ; bromure de potassium, 6 grammes. Diviser le flacon en trois parties égales, prendre une de ces divisions tous les deux jours, le soir en se couchant.

Lavement. — Introduction par l'anus, dans le rectum, d'eau simple ou médicamenteuse et d'aliments liquides, au moyen d'instruments dont le type est la seringue, remplacée par l'irrigateur, le broc, etc.

Le lavement est employé pour tonifier l'intestin affaibli et peu contractile, pour le désobstruer, pour faire absorber des remèdes qu'on ne veut ou qu'on ne peut pas administrer par la bouche, et pour nourrir les malades.

Le lavement d'eau froide est essentiellement tonique. Les lavements d'eau tiède, avec la décoction de graine de lin, une cuillerée à soupe ; de racine de guimauve, 10 grammes ; de son, une poignée pour un litre d'eau, sont émollients.

Lavement purgatif. — Sel gris de cuisine, une grande cuillerée à soupe ; ou miel commun (gros miel), deux cuillerées à soupe ; glycérine, 30 grammes ; ou décoction de séné, 15 grammes, et sulfate de soude, 30 grammes ; ou mercuriale fraîche (putrelle, foirolle ou foirasse, etc., qu'on trouve dans les jardins et dans les champs), une poignée avec autant de son dans trois quarts de litre d'eau pour réduire à un demi-litre.

Lavement calmant. — Décoction d'un pavot avec 10 grammes de racine de guimauve ; ou de 10 à 20 gouttes de laudanum dans un verre de décoction de racine de guimauve.

Lavement astringent. — Décoction de ratanhia,

15 grammes ; ou racine de consoude, 20 grammes ; ou décoction de riz. dans laquelle on ajoute de l'amidon en poudre.

Lavement alimentaire. — Il se fait avec du lait, du bouillon, du vin, des œufs, et assez souvent en mélangeant l'un avec l'autre ces liquides, dans lesquels on délaye un ou deux jaunes d'œufs.

L'effet des lavements varie, selon les tempéraments.

Leucorrhée (*Flueurs blanches, Pertes blanches*). — La leucorrhée est très commune chez les femmes, plus fréquente à la ville qu'à la campagne, et chez la femme blonde plus que chez la femme brune. Plus rare, chez les jeunes filles, elle est cependant encore assez fréquente. Il ne faut pas la confondre avec cet écoulement qui se produit parfois chez les toutes petites filles, et qui, lié à un état lymphatique ou dérivant de mauvaises habitudes, n'est que le résultat d'une légère inflammation de la vulve.

Lorsque la leucorrhée n'est pas abondante, elle n'est pas un danger pour la santé ; elle n'est qu'une désagréable incommodité. Si elle est abondante et surtout si elle persiste, elle entraîne des désordres généraux et locaux, nombreux et variés.

Symptômes. — Aux parties externes, sensation de picotement, de chaleur, de démangeaisons, de cuisson et quelquefois de brûlure. La douleur augmentée est parfois très vive dans la marche, le mouvement et les rapports sexuels. En même temps, pesanteur dans les aînes et vers le siège. Fatigue au haut des cuisses. Quelquefois douleur dans l'un ou l'autre des côtés du ventre. Resserrement doulou-reux des parties et malaises.

Appétit capricieux, digestions lentes et difficiles, tiraillements d'estomac assez semblables à ceux que cause la faim. Essoufflements, battements du cœur ; difficulté d'uriner ou envies fréquentes d'uriner ; constipation ; changement dans le caractère qui de-vient impressionnable, nerveux et irritable, etc.

L'écoulement, d'abord muqueux et blanchâtre, devient bientôt muco-purulent, blanc-jaunâtre, ver-dâtre et plus ou moins abondant. Il tache le linge et son odeur est fade et fétide. Cet écoulement, par ses propriétés irritantes, produit aux parties externes une vive cuisson et des excoriations.

Dans quelques cas, il peut, dans les rapproche-ments sexuels, communiquer la blennorragie à l'homme. Négligée, la leucorrhée est la cause de désordres profonds, étendus et graves. Maladies de la matrice et de ses annexes : métrite, endométrite, congestion, engorgement, granulation, ulcération, ulcère, catarrhe utérin ; maladies des ovaires ; in-flammation et engorgements péri-utérins, tumeurs et quelquefois cancer.

Les maladies de la matrice sont ordinairement accompagnées de pertes, et leurs symptômes dif-fèrent selon les diverses altérations organiques dont elles sont le résultat. Toujours il y a maladie de matrice quand, dans l'intervalle des époques mens-truelles, il se produit par les parties sexuelles un écoulement quelconque. Cependant il existe des maladies de la matrice sans écoulement : ces cas sont rares.

Causes. — Tempérament lymphatique, scrofule, herpétisme, séjour des villes, fatigue, longues veillées, privations, appauvrissement du sang, etc.

Traitement. — Lorsque les pertes blanches sont essentielles, c'est-à-dire lorsqu'elles ne sont pas symptomatiques de lésions qui peuvent exister dans les autres parties des organes sexuels, le traitement est simple et facile : d'abord et toujours, soins de propreté ; ensuite, usage des toniques et des amers : quinquina, gentiane, écorce d'oranges amères, quelquefois des préparations ferrugineuses ; exercice au grand air ; se nourrir convenablement de tout ce qui plaît et surtout de ce que l'on digère bien. L'alimentation ne doit pas être exclusivement composée de viandes noires et saignantes ; au contraire, on doit la varier et y faire entrer le lait et les œufs pour une grosse part.

Contre les démangeaisons des parties externes, fréquentes lotions très chaudes avec une décoction de feuilles de noyer et de morelle noire ; ou bien avec une solution d'eau boriquée, contenant 30 grammes d'acide borique par litre d'eau. Contre l'écoulement, prendre chaque jour deux ou trois injections vaginales, faites avec la même décoction de feuilles de noyer et de morelle noire, 10 grammes de chaque plante par litre d'eau ; faire bouillir pendant cinq minutes ; ou bien la solution boriquée ci-dessus.

On commence quelquefois le traitement par des injections émollientes, faites avec du son ou de la racine de guimauve en décoction.

Contre l'écoulement on fera des injections avec

de l'eau boriquée ; ou de l'écorce de chêne, de la noix de galle, 10 grammes de chaque par litre d'eau ; et enfin avec la poudre suivante : sulfate de zinc, 45 grammes ; tannin, 15 grammes ; une cuillerée à café par litre d'eau chaude pour une injection. Au reste, sur cette question, on consultera avec fruit notre *Livre de la femme et de la mère*. Les maladies des femmes peuvent le plus souvent être traitées par correspondance avec succès.

Lumbago (*Maux de reins, Tour de rein*). — Il y a deux lumbagos : le lumbago par refroidissement et le lumbago traumatique ou tour de rein.

Le lumbago causé par refroidissement n'est autre chose que le rhumatisme des couches musculaires de la région comprenant le bas des reins et le sacrum.

Le lumbago traumatique ou tour de rein a son siège dans la même région. Il a pour cause un excès de fatigue, un effort violent ou un brusque mouvement fait à faux. Il est caractérisé par une douleur de rein très vive et subite pendant un effort, par la difficulté de se redresser et de se mouvoir sans réveiller la douleur.

Traitement. — On guérit les deux formes de lumbagos par le repos absolu, l'application des ventouses sèches ou scarifiées, ou des sangsues à la région lombaire ; les cataplasmes de farine de lin très chauds, les sachets de sable chaud, de son ou d'avoine grillés ; les bains de vapeur assis sur une chaise basse ; l'exposition du dos à la flamme d'un bon feu clair ; le repassage du dos à l'aide d'un fer à repasser très chaud, promené sur une serviette sèche ou humectée de vinaigre jusqu'à production d'une vive chaleur ; les applications de teinture d'iode ou de ouaté iodée ; les frictions avec le pétrole camphré et l'essence de térébenthine, sont des moyens qui amènent souvent une prompte guérison.

Lotion (*Lavage*). — La lotion est locale ou générale. Elle consiste à laver la partie malade avec un liquide froid ou chaud, simple ou médicamenteux. Dans quelques cas on fait suivre la lotion d'une friction énergique avec de la flanelle ou un gant de crin. Pour atteindre le dos, les reins, on se sert d'une ceinture de crin.

Maladies aiguës. — Les maladies aiguës sont des affections qui ont toujours une certaine intensité. C'est au médecin de la famille que revient le soin de diriger la médication la mieux appropriée à la maladie et à l'état du malade.

Maladies chroniques. — Par opposition à la maladie aiguë dont l'invasion est brusque, la marche prompte et le dénouement rapide, on donne le nom de maladie chronique à celle dont l'évolution est lente et qui dure longtemps. Une maladie qui se prolonge plus de quarante à cinquante jours est considérée comme chronique.

Les maladies chroniques ont une durée indéterminée. Elles peuvent persister des mois, des années et quelquefois toute l'existence de qui en est atteint. Tant qu'elles ne produisent pas de fièvre, elles ne menacent pas la vie. Si au contraire elles se compliquent de fièvre, il en résulte des troubles, de la dyspepsie et un état de maigreur qui peut être mortel.

Les maladies chroniques succèdent souvent à des maladies aiguës; mais les plus communes et les plus graves sont celles qui résultent de diathèse. La diathèse est une constitution particulière où le sang et les humeurs viciés chez un ascendant par certaines maladies, ces maladies se reproduisent par transmission héréditaire chez les descendants. Le lymphatisme, les scrofules, la tuberculose, l'herpétisme, le rachitisme, l'arthritisme (goutte et rhumatisme), le diabète, le cancer, la syphilis, etc., constituent des états spéciaux ou, si l'on veut, des diathèses, qui, malheureusement, ont une influence fâcheuse sur les maladies chroniques, lesquelles ne vont guère sans faiblesse, troubles nerveux, dyspepsie, chlorose, pâleur jaunâtre, amaigrissement et fièvre.

Quelle que soit l'expérience que l'on ait acquise sur les maladies chroniques, il est impossible d'indiquer une médication rationnelle sans connaître exactement les causes, la marche, la durée, les symptômes de l'affection et les antécédents héréditaires du malade.

Toute maladie chronique exige un double traitement combiné contre la maladie elle-même et contre la diathèse dont elle dérive.

La guérison est aidée par l'hygiène, le régime, le repos intellectuel, moral et physique, par une médication spéciale à chacun des cas particuliers et par des soins donnés avec ménagement et prudence; car c'est ici le cas de dire : à maladie chronique, traitement chronique. Un traitement par trop énergique serait dangereux et pourrait coûter la vie au malade.

Maigreur. — La maigreur est la conséquence d'une réparation insuffisante ou d'une dépense exagérée, et quelquefois de ces deux causes réunies. La maigreur, même excessive, lorsqu'elle se concilie avec la santé, n'offre aucun danger. Elle a pour seul inconvénient d'être disgracieuse. C'est qu'en effet les procédés de toilette les plus ingénieux n'ont pu jusqu'à présent suppléer aux formes absentes; il arrive toujours un moment où le « masque tombe ».

Le tempérament nerveux et bilieux prédispose à la maigreur, qui, ordinairement, est la conséquence d'une alimentation mal équilibrée, soit par l'insuffisance ou par la mauvaise qualité des aliments, soit encore par les veillées prolongées, les chagrins, la misère ou une violente passion.

La maigreur a besoin d'être surveillée et combattue de bonne heure. Dans le cas contraire, la maigreur constitue un état organique produit par l'atrophie de tous les organes creux trop longtemps maintenus au repos.

C'est contre cet état d'amaigrissement organique qu'Hippocrate conseillait « de nourrir lentement les corps amaigris lentement ». Les amaigris se nourriront lentement, progressivement et avec persévérance, s'ils veulent arriver à un résultat satisfaisant.

Tout ce qui augmentera la réparation et réduira la dépense, devra conduire à une exubérance de nutrition. Stimuler l'appétit, assurer le bon et régulier fonctionnement des organes digestifs, prolonger le sommeil, réduire le travail intellectuel, les exercices physiques, les excès de toutes sortes, éviter les émotions et les causes qui déterminent la surexcitation nerveuse, comme les veillées, les soupers, les bals, le théâtre, etc.

On combattra l'amaigrissement par des agents chargés de restituer à la nutrition, par l'intermédiaire du sang, les matériaux qui lui manquent pour qu'elle s'accomplisse normalement.

Ces agents sont alimentaires et médicamenteux. Parmi les premiers, on devra donner la préférence aux aliments très nourrissants, notamment les viandes noires : bœuf, mouton, veau, volailles grillées ou roties. La pulpe de viande crue [1] (et non la poudre de viande) sera de préférence préparée avec la viande de cheval, qui jouit d'immunités particulières au point de vue du ver solitaire (ténia).

On prendra cette pulpe en nature ou mélangée avec du sucre, de la confiture de groseilles étendue sur des biscuits, des tranches de pain d'épices ou de pain. On peut aussi introduire la pulpe de viande dans du chocolat à l'eau, dans les poudres alimentaires, dans du bouillon gras ou du tapioca. Le tapioca à la pulpe de viande a un aspect, un arome et un goût agréables, à la condition de saler fortement, et les personnes les plus difficiles acceptent très bien la pulpe de viande sous cette forme.

Il se fait dans le commerce des préparations nutritives d'une valeur incontestable, et dont l'emploi combiné avec l'alimentation ordinaire donne de bons résultats.

1. Lorsqu'on n'a pas à sa disposition un mortier pour piler la viande, on obtient la pulpe par le grattage à l'aide d'un couteau. La quantité de viande par jour varie de 60 à 250 grammes.

Les aliments gras comprenant le lait, les œufs, les graisses, le beurre, la crème de lait, les huiles comestibles, tant végétales qu'animales, les rillettes de Tours, pâtés et terrines de foie gras, sardines, anchois et autres poissons à l'huile, les viandes froides et les poissons servis à la sauce blanche ou la sauce mayonnaise liée avec les jaunes d'œufs, jouent un rôle extrêmement important dans les phénomènes de la nutrition.

Les farineux et les féculents : farine de lentilles, de haricots, de fèves, de pois, de riz, etc., serviront à préparer des potages au gras ou au maigre, qui viendront en aide à l'alimentation animale.

Les desserts seront choisis parmi les plats sucrés : fromages gras, brie, camembert, coulommiers, neufchâtel, crème fraîche, crème aux œufs et au lait, fruits bien mûrs crus et en marmelade, figues, dattes, bananes.

Comme boisson, on devra donner la préférence à la bière de bonne qualité.

On devra rigoureusement éviter les aliments trop épicés : poivre, piment, vinaigre, cornichons au vinaigre, oseille, tomate, et les fruits acides : orange, citron, grenade ; les vins jeunes et verts.

La nécessité de ce régime a été bien comprise jadis par Brillat-Savarin, qui disait : « Pour ceux qui sont nés maigres, mais qui ont l'estomac bon, nous ne croyons pas qu'ils puissent être plus difficiles à engraisser que les poulardes, et s'il faut y mettre plus de temps, c'est que leur estomac est comparativement plus petit et qu'ils ne peuvent, comme les animaux, être soumis à un régime rigoureux et ponctuellement exécuté. » Cette observation quelque peu irrévérencieuse ne manque pas de justesse ; la preuve n'en serait-elle que dans les expériences de suralimentation qui ont été faites et dont les résultats sont très remarquables.

Traitement médical. — Bains chauds prolongés et assez fréquemment répétés, frictions avec une pommade à base de lanoline et d'huile d'olive, etc.

Mains rouges. — Pour faire disparaître la rougeur trop vive des mains, le Dr Meyer recommande la préparation suivante : lanoline, 50 grammes ; paraffine liquide, 12 grammes ; vanilline ou essence de roses, quantité suffisante. Tous les soirs faire une onction sur les mains et mettre des gants de peau qui seront maintenus pendant toute la nuit.

Masque de la grossesse. — Le soir, on appliquera sur les taches une couche de la pommade suivante, que l'on recouvrira d'une mousseline ou de taffetas gommé : onguent de vigo, 15 grammes ; vaseline, 15 grammes. Le matin il faut bien nettoyer la peau avec de l'eau tiède, puis appliquer pour la journée la pommade qui suit : kaolin, 5 grammes ; carbonate de bismuth, 5 grammes ; vaseline blanche, 20 grammes (Dr Besnier).— Autre pommade pour le même usage : beurre de cacao, 30 grammes ; huile de ricin, 30 grammes ; oxyde blanc de zinc léger, 6 grammes ; précipité blanc, 2 grammes ; teinture de benjoin, 4 grammes ; de musc, 5 gouttes.

Massage. — Le massage est un excellent moyen de soulager et même de guérir un grand nombre de maladies. Avec un peu d'habitude et de prudence on arrive vite à le pratiquer utilement. Il triomphe rapidement de certaines contusions, de déplacements de tendons, de certains épanchements et surtout de l'entorse. Il est très utile dans les foulures, rhumatismes musculaires et articulaires, tour de reins, lumbago, torticolis, sciatique, dilatation de l'estomac et intestinale, constipation, etc. Il consiste dans une série de manœuvres faites avec les doigts sur les parties molles, de façon à exciter la circulation capillaire.

Avant de le pratiquer, recouvrir d'huile ou de vaseline la partie à masser ; puis, avec les doigts rapprochés les uns des autres, effleurer légèrement les points malades, en ayant soin de diriger les mouvements de la main dans le sens de la circulation et de bas en haut. Au bout de huit ou dix minutes de passes douces et lorsque la douleur s'atténue, exercer une pression plus forte : cette pression peut être exercée avec la main tout entière, si la région sur laquelle on opère le permet. Quant à la force à employer et à la durée de l'opération, elles varient selon la région à masser, selon la nature de l'affection ou de l'accident à combattre et selon l'état du malade.

Maux de tête. — Café torréfié pulvérisé, 5 grammes ; antipyrine, 5 grammes ; caféine, 2 grammes ; salicylate de soude, 2 grammes, pour dix cachets. En prendre de un à trois par jour.

Médication. — L'ensemble des moyens mis en usage pour obtenir la guérison des maladies. Les médications peuvent se classer sommairement de la manière suivante : relever les forces abattues par les toniques ; réprimer les forces exagérées par les débilitants; arrêter les flux sanguins ou autres par les astringents; débarrasser l'économie des humeurs accumulées dans l'estomac, dans les intestins et dans le sang par les dépuratifs et par les évacuants; stimuler la paresse des organes, réveiller l'inactivité des fonctions par les stimulants; calmer les désordres du système nerveux par les narcotiques; régulariser les actes du même système par les antispasmodiques.

Toniques. — Moyens et médicaments qui ont pour effet d'imprimer à l'économie et aux organes une excitation lente, progressive et prolongée.

Air, eau froide. — Amers, café de glands doux, camomille, cannelle, coca, colombo, écorce d'oranges amères, écorce de saule, houblon, kola, noix vomique, petite centaurée, quassia, quinquina, préparations arsenicales, ferrugineuses et phosphatées.

Débilitants. — Moyens destinés à combattre et à enrayer les inflammations et les irritations. Emploi des émollients et des tempérants (voir ces mots). Révulsifs sur la peau et sur l'intestin, saignée, sangsues, ventouses.

Régime débilitant. — Repos absolu, absence de bruit et de lumière, diète, boissons abondantes.

Emollients (*Adoucissants*). — Moyens et médicaments destinés à relâcher les tissus, à en diminuer la tonicité et à en émousser la sensibilité. (Première période des inflammations locales et principalement des catarrhes aigus.)

On emploie les émollients : 1º en cataplasmes; 2º en bains locaux ou généraux; 3º en boissons : infusion de bouillon blanc, de fleurs de guimauve, de fleurs pectorales, de mauve, de violettes et de tussilage, à la dose de 15 à 20 grammes par litre d'eau ; de dattes, de jujubes, d'orge, de gomme arabique, à la dose de 60 grammes par litre d'eau ; 4° en bouillons : de poulet tiède, de veau, de grenouilles ; 5° en se nourrissant de la chair des jeunes animaux : veau, poulet, pigeonneaux, grenouilles, de riz, fécules, tapioca, sagou, salep, petit lait, miel.

Astringents. — Moyens et médicaments destinés à resserrer les tissus, à restreindre le calibre des vaisseaux capillaires, et à suspendre les sécrétions. On les emploie en cataplasmes, en bains locaux ou généraux, en lotion, en injection, en lavement, en boisson, contre la diarrhée, certains écoulements, les hémorragies de l'estomac et des intestins.

Les plus usités sont, outre les toniques, qui sont astringents, mais à un degré plus faible, l'aigremaine, la bistorte, la benoite, la consoude, l'écorce de chêne, les feuilles de noyer, le ratanhia, la tormentille, les fleurs de rose rouge (de Provins), les feuilles de ronce, le blanc d'œuf, etc.

Antispasmodiques. — Moyens destinés à combattre, à calmer et à régulariser les troubles du système nerveux. Camomille, feuilles et fleurs d'oranger, tilleul, mélilot, millepertuis, safran, valériane. Les antispasmodiques chimiques, minéraux et animaux, ne peuvent être employés utilement que sur l'indication du médecin.

Le régime antispasmodique comporte une alimentation réparatrice, un exercice modéré, la gymnastique, les bains et l'hydrothérapie, la régularité de vie, le calme intellectuel, physique et moral, et les distractions.

Stimulants (*Excitants*). — Moyens et médicaments dont l'effet est d'augmenter les fonctions vitales, en agissant sur le cerveau et sur la moelle épinière, en déterminant la turgescence des vaisseaux, en activant la sécrétion de certains organes, et en provoquant des contractions spasmodiques dont l'énergie est en rapport avec le stimulant employé, sa dose et sa durée.

1° Pour combattre la défaillance des fonctions cérébrales, un état de faiblesse extrême, on emploie le plus souvent les alcooliques, le vin, les infusions très chaudes de menthe, de mélisse, de fenouil, de café, de thé, de coca, de kola, auxquelles on ajoute par tasse à thé une cuillerée de cognac, de rhum ou d'eau-de-vie.

Le médecin seul peut diriger l'emploi des stimulants qui suivent : affusions, bains chlorurés ou sulfureux, bains de vapeur, bains de mer, bains de soleil, douches, eaux gazeuses, sulfureuses, chlorurées sodiques, électricité, flagellation, frictions, gymnastique, massage, et enfin médicaments pharmaceutiques.

2° *Les stimulants des sécrétions bronchiques et pulmonaires* sont : le capillaire, les fleurs pectorales, les fruits pectoraux, le genièvre, le lierre terrestre, le polygala de Virginie, les bourgeons de sapin, le tussilage et la violette, et les sirops de tolu, de goudron et de térébenthine, qui pourront servir à sucrer les tisanes préparées avec les substances ci-dessus.

3° *Les stimulants diurétiques* excitent la sécrétion urinaire empêchée ou troublée par une irritation locale ou générale. Ils sont pris parmi les émollients et les mucilagineux : guimauve, graine de lin, qui sont des diurétiques-émollients puissants. La bière légère, la bourrache, le chiendent, les queues de cerises, la pariétaire, la colchique, les stigmates de maïs, le raisin d'ours, la racine de fraisier, la tisane de pomme de reinette, le petit-lait, etc. De plus les cataplasmes émollients et les bains de siège émollients.

Mais de tous les médicaments diurétiques ou qualifiés tels, le meilleur est l'eau. Boire beaucoup d'eau pure, c'est préparer une forte urination et prévenir les affections calculeuses des voies urinaires.

4° *Stimulants diaphorétiques (sudorifiques)*. — Ils ont pour effet la production de la sueur. Aunée, bourrache, café, douce-amère, les espèces sudorifiques, la patience, les feuilles et les fleurs de pensée sauvage, la saponaire, le sureau, le thé, le vin et le punch très chaud.

Régime. — Usage des tisanes chaudes faites avec ces substances, séjour dans un milieu de température élevée, bains de vapeur ; les vêtements et les couvertures concourent au résultat.

Tempérants. — Médicaments dont l'effet est de diminuer l'excès d'excitation.

Boissons faites avec le suc (ou jus) des fruits acides (citron, orange, grenade, pomme, fraise, cerise, groseille), eau fraîche ou acidulée avec le vinaigre, petit-lait, limonades faites avec les acides minéraux (acide citrique, tartrique, etc.). Si la boisson est mal supportée par l'estomac et que l'on soit très altéré, on trompe la soif en suçant des tranches de fruits, de la glace, en buvant seulement quelques gorgées d'eau glacée et en se lavant souvent la bouche avec de l'eau contenant, par verrée, une cuillerée à café de glycérine pure et quelques gouttes de bon vinaigre de vin.

Vésicants (*Irritants*). — Moyens destinés à produire une révulsion ou une dérivation sur la peau : ammoniaque, acide acétique, cantharides, euphorbe, huile de croton, farine de moutarde, teinture d'iode, etc.

Métrite. — (Voir *Leucorrhée.*)

Migraine. — La migraine est une névrose. Elle se manifeste par accès et par intervalle, occupant la moitié de la tête ou seulement une région de celle-ci.

La migraine est presque toujours symptomatique d'une affection de l'estomac ou des intestins, notamment de la dyspepsie et de la constipation, et d'une affection de la matrice, dysménorrhée ou règles difficiles et douloureuses. La goutte, le rhumatisme, la diathèse herpétique, sont des causes essentiellement héréditaires. L'anémie est aussi une cause de migraine.

L'accès s'annonce par de l'irritabilité, surexcitation nerveuse, inaptitude au travail et un état particulier à chaque malade, qui l'avertit de l'arrivée de la migraine. L'accès éclate facilement sous l'influence d'une contrariété, d'une émotion, du travail, d'un écart de régime, certaines odeurs ou de toute autre cause qui change la vie habituelle. Il se traduit par des douleurs de la tête, du front, des tempes et de l'orbite : elle est exaspérée par la lumière, le bruit, les mouvements ; avec éblouissements, bluettes, nausées, vomissements, etc. Il dure de douze à vingt-quatre heures, et se termine par des vomissements, de la transpiration, et par des urines claires et abondantes.

La migraine, si fréquente qu'elle soit dans la jeunesse, disparaît vers l'âge de cinquante ans. On la préviendra en s'abstenant, pendant les deux heures qui suivent l'ingestion d'aliments, de tout ce qui, comme la lecture, pourrait faire travailler les yeux et causer la fatigue de la vue.

Un médecin d'Édimbourg affirme avoir guéri des migraines, des névralgies faciales et des douleurs d'oreilles, en faisant priser gros comme une prise de tabac, ou en insufflant profondément sur la muqueuse nasale de la narine qui correspond à la souffrance, du sel gris de cuisine finement écrasé. Il en coûte peu pour essayer. Le café noir concentré ou l'infusion de thé suffisent quelquefois à empêcher la migraine d'éclater. L'antipyrine, la caféine, la valériane, le sulfate de quinine, etc., donnent de bons résultats ; mais lorsque la migraine est sympathique ou symptomatique d'une autre maladie, sa disparition dépend de la guérison de cette maladie.

Morsures *d'animaux enragés et venimeux.* — La morsure d'un animal enragé est toujours grave. Elle est plus grave si elle a été faite directement et sur la peau nue, que si elle a été faite au travers des vêtements ; car, dans ce dernier cas, les dents se trouvent essuyées dans leur passage au travers de l'étoffe sur laquelle restent la bave et le virus rabique.

Il ne faut pas s'exagérer le danger. On pourrait presque répéter le mot d'un auteur : « Qui cède à la peur du mal, a le mal de la peur, et souvent par surcroît le mal lui-même. » Et, sans aller jusqu'à prétendre avec quelques médecins que la rage n'est que l'effet d'une imagination fortement frappée, il faut avouer que l'impression morale n'est pas sans apporter dans l'organisme et le système nerveux des perturbations profondes.

Jamais une morsure d'animal quelconque n'est à négliger ; mais elle n'est pas nécessairement mortelle. Qu'on me permette une preuve de cette assertion. Il y a quelque trente ans, allant visiter un malade, je fus mordu à la main et à la jambe par un chien qui présentait les caractères d'un chien enragé. Les plaies de la main ayant été faites directement et à peau nue étaient les plus dangereuses. J'y fis immédiatement une succion violente et prolongée. Arrivé chez mon malade, je mis du sel que j'humectai de vinaigre, et avec ce mélange je lavai et frictionnai énergiquement les morsures ; j'enveloppai main et jambe avec des compresses du même mélange ; et de retour chez moi, je renouvelai ces compresses plusieurs fois pendant vingt-quatre heures, en pansant les petites plaies avec du cérat au calomel et de la charpie.

Le chien très suspect et inconnu était-il réellement enragé, ou cette médication si simple est-elle souveraine ? je l'ignore, n'ayant pas tenu à renouveler l'expérience. Toujours est-il que depuis plus de trente ans, je n'ai jamais ressenti le moindre accident.

Dans tous les cas où elle est possible, la succion, pratiquée chez les anciens et encore de nos jours dans tout l'Orient, est à recommander comme un moyen énergique.

C'est un absurde préjugé populaire que de croire que la cautérisation au fer rouge est le remède auquel il faut d'abord avoir recours. Brûler la peau n'est pas guérir. Le virus rabique ou venimeux est détruit à la surface, qu'importe, s'il est entraîné dans la circulation.

Par conséquent, à mon avis, que l'on ait été piqué par une vipère ou mordu par un chien enragé, il faut maîtriser son imagination, ligaturer immédiatement le membre au-dessus de la plaie pour empêcher le virus de se répandre dans l'économie ; et, se gargarisant la bouche (contre les petites plaies qui se pourraient trouver sur les lèvres et dans la bouche) avec du citron, du vinaigre et du sel, sucer la plaie jusqu'à ce qu'elle ne fournisse plus de sang (si la succion ne peut être opérée directement, recourir aux ventouses, voir ce mot), la laver vigoureusement avec le mélange de sel mouillé de vinaigre et y appliquer des compresses du même mélange.

Il est d'ailleurs loisible au malade d'user de la cautérisation avec les caustiques ou le fer rouge, ou mieux encore d'avoir recours à la méthode du savant Pasteur.

Mort apparente. — Que cet état soit causé par : électricité, asphyxie, accident ou asphyxie des nouveau-nés, le traitement sera le même. Dans tous les cas de mort apparente, et aussitôt que possible, on devra toujours employer les deux méthodes suivantes :

1° *Méthode de la traction rythmée de la langue.* — Placer et coucher la victime dans un endroit aéré, et desserrer les vêtements. Ouvrir la bouche de la victime, desserrer les dents, les écarter avec les doigts ou avec un corps résistant quelconque, morceau de bois, manche de couteau, de cuiller ou de fourchette, etc. Attirer la langue au dehors et la saisir solidement de la main droite, entre le pouce et l'index, nus ou revêtus d'un linge quelconque, mouchoir de poche par exemple (pour empêcher le glissement), et exercer sur elle de fortes tractions répétées, successives, cadencées ou rythmées, suivies de relâchement, en imitant les mouvements de la respiration elle-même, au nombre d'au moins vingt par minute et d'une durée variant de quelques minutes à une heure.

2° *Méthode de la respiration artificielle.* — Coucher la victime sur le dos, les épaules légèrement soulevées, la bouche ouverte, la langue bien dégagée. Saisir les bras à la hauteur du coude, les appuyer assez fortement sur les parois de la poitrine, puis les écarter et les porter au-dessus de la tête en décrivant un arc de cercle, les ramener ensuite à leur première position en pressant sur les parois de la poitrine. Continuer les mouvements environ vingt fois par minute et jusqu'au rétablissement de la respiration naturelle.

Il conviendra de commencer toujours par la traction de la langue, en appliquant en même temps, s'il est possible, le procédé de la respiration artificielle.

D'autre part, on devra chercher à rétablir la circulation en frictionnant la surface du corps, en flagellant le tronc avec les mains ou avec des serviettes mouillées, en jetant de temps en temps de l'eau froide sur la figure, en faisant respirer de l'ammoniaque ou du vinaigre fort.

Moyen d'augmenter le lait des nourrices. — Extrait aqueux de galéga, 10 grammes; lactophosphate de chaux, 10 grammes; teinture de fenouil, 15 grammes; sirop de sucre, 400 grammes; prendre de 4 à 8 cuillerées à soupe par jour, pendant les repas. Dans le même but M. le Dr Harkin, fait prendre 1 gramme de chlorate de potasse (dissout dans 1/2 verre d'eau sucrée), quelques instants avant le repas; ce médicament serait le meilleur galactogène qu'il ait rencontré. Il doit être réservé pour les cas où la sécrétion lactée est insuffisante. La formule qui suit est à notre avis la meilleure pour les femmes délicates qui veulent nourrir. Extrait aqueux de galéga, 60 grammes; sirop de lactophosphate de chaux, 500 grammes; prendre de cinq à six cuillerées à café par jour dans l'une ou dans l'autre des tisanes suivantes : semences de cumin, d'anis, de fleurs d'ortie blanche et de fenouil doux.

Moyen très simple pour obtenir la sortie des corps étrangers des fosses nasales chez les enfants : poser un linge fin sur la bouche de l'enfant; appuyer avec le doigt sur la narine qui ne contient pas de corps étranger, de manière à en oblitérer complètement la lumière. Alors, on applique sa bouche sur celle de l'enfant et on pousse deux ou trois souffles très énergiques. Depuis dix ans que le Dr Slaton emploie ce moyen, il affirme que neuf fois sur dix le corps étranger a été chassé hors de la narine.

Névralgie faciale (*Douleurs d'oreille, migraine*). — Appliquer sur la membrane muqueuse des fosses nasales, soit en aspirant comme on fait d'une prise de tabac, soit au moyen d'un insufflateur, une pincée de sel de cuisine pulvérisé, dans la narine du côté de la souffrance; renouveler plusieurs fois l'application. Le même moyen a été employé avec un certain succès contre l'éternuement et le rhume de cerveau au début.

Nez rouge. (Voir *Acné*). — Pour la femme surtout, le nez rouge est une affection toujours désagréable. Pour en guérir il faut d'abord s'adresser au traitement général, de beaucoup le plus important. Il sera indiqué par l'état du sujet : ainsi, aux débiles on donnera les toniques, les amers, etc. aux scrofuleux, l'huile de foie de morue, l'iode, les toniques, le fer, etc. Le traitement local se composera de lotions, de pommades et de poudres, il sera indiqué par le médecin.

Ongle incarné. — L'ongle incarné est souvent guéri par l'application dans le sillon de l'ongle et de l'orteil, de perchlorure de fer sec que l'on recouvrira immédiatement d'un tampon d'ouate maintenu en place par une bande de sparadrap. 2° On peut aussi employer de la même manière le salicylate de zinc. 3° Enfin on pourra avoir recours à la poudre d'indigo, employée de cette manière : passer sous l'ongle une fine lanière d'amadou et saupoudrer la surface ulcérée de l'orteil avec la poudre d'indigo, qu'on maintiendra en place au moyen d'une bande de linge. Continuer l'application chaque jour jusqu'à la guérison qui a ordinairement lieu après un à deux mois de traitement.

Obésité. — L'obésité est constituée par l'accumulation de la graisse dans nos tissus. Elle ne doit être sérieusement traitée que quand elle entraîne des troubles digestifs, de l'essoufflement, de l'apathie intellectuelle et de la somnolence.

La cause principale de l'obésité, qu'elle soit héréditaire ou diathésique : rhumatisme, goutte, diabète, albuminurie, tuberculose latente, etc, ne peut être supprimée rapidement, mais on peut y remédier en s'attaquant aux causes qui la déterminent, telles que : vie sédentaire, séjour au lit trop prolongé, surtout le matin, repas abondants ou trop fréquents, l'abus des mets féculents, farineux et sucrés, boissons trop abondantes, la bière et les alcooliques.

Les règles à suivre dans le traitement de l'obésité sont celles-ci : 1º On évitera les causes déterminantes sus-indiquées.

2º On stimulera les fonctions de la peau par des lotions, des affusions et des frictions sèches ou alcooliques, eau-de-cologne, alcool de romarin, eau-de-vie camphrée, purs ou étendus d'eau, par des douches froides, des bains frais et des bains salés, des bains de mer, excepté chez les obèses arthritiques.

3º On fera de l'exercice musculaire, dont le meilleur est la marche faite le matin à jeun, à des distances et pendant une durée graduellement croissantes. Les résultats seront doublés si, entre temps on se livre à des exercices physiques mettant le plus de muscles en jeu, tels que : escrime, gymnastique, billard, jeu de croquet, jardinage. Les exercices doivent être gradués, la dose de travail augmentée et proportionnée aux aptitudes et à la force de l'obèse.

Exercice modéré après les repas

L'obèse, qui se soumettra à cet entraînement d'une façon sérieuse, arrivera non seulement à ne plus être vite essoufflé, mais encore à ne plus être promptement courbaturé. Par l'exercice, il arrive tout en perdant de sa graisse, à faire gagner ses muscles en volume et en force.

En supposant ses organes sains, l'obèse qui veut maigrir devra se conformer au régime suivant : L'alimentation se composera du maigre des viandes de bœuf, de mouton, de veau rôti ou bouilli ; du foie et des rognons des animaux ; de gibier : chevreuil, lièvre, faisan, allouette, perdreau, coq de bruyère, pigeon ramier, etc.; des œufs, des légumes verts : choux, épinards, haricots verts, potirons, salades. Les desserts seront choisis parmi les fruits acides : oranges, citrons, cerises, groseilles, pommes, pêches, grenades, etc.

Pratique du régime à suivre :

1° *Le matin* : Une tasse de thé ou de café, avec ou sans lait, contenant 180 grammes environ ; et à peu près 90 grammes de pain sans mie.

2° *A midi* : De 100 à 120 grammes de soupe maigre ou dégraissée ; 200 à 225 grammes de bœuf rôti ou bouilli (ou toute autre viande) ; de la salade ou un légume plus léger ; un peu de poisson si l'on en en désire, mais sans graisse ; de 30 à 50 grammes de pain bien cuit et sans mie, et pour dessert de 90 à 180 grammes de fruits de la saison. Il est préférable de ne point boire à ce repas, mais dans les temps chauds, ou quand il manque de fruits, on peut prendre de 180 grammes à 240 grammes d'un vin blanc léger, coupé avec une eau alcaline (perles de Vals 1° degré).

3° *A quatre heures :* Prendre la même quantité de thé ou de café que le matin, avec 150 grammes d'eau et 30 grammes de pain, comme concession exceptionnelle.

4° *Le soir :* Un ou deux œufs à la coque, 30 grammes de pain, une petite tranche de fromage ; salade et fruits, de 180 à 240 grammes de vin blanc avec 150 grammes d'eau.

Le régime des obèses sanguins sera composé de viandes blanches de jeunes animaux : veau, chevreau, poulets, poules, pigeonneaux, grenouilles, poissons (excepté le saumon et les anguilles), moules, huîtres, escargots, et les légumes herbacés.

Une autre méthode de régime consiste à ne faire par jour qu'un repas le matin et un le soir.

Au repas du matin, on prendra deux œufs, une côtelette de mouton et une tasse de thé, sans pain. Le repas du soir se composera de viande rôtie : bœuf, mouton ou gibier, de légumes verts, de salade, une bouteille de vin sec, léger, et une tasse de thé ou de café noir très peu sucré ; exercice comme ci-dessus.

Lorsqu'il sera nécessaire d'agir vite, on devra recourir à la méthode de M. le professeur Bouchard. Cette méthode consiste à prendre un litre et quart de lait, et cinq œufs dans les vingt-quatre heures, répartis en cinq repas, pour toute alimentation. Ce régime détermine une très rapide diminution de poids, mais il est parfois difficilement accepté.

Jusqu'à quel point doit-on pousser l'amaigrissement ? A cette question, voici ce que répond le docteur Plicque : « Tant que l'amaigrissement est suivi de l'augmentation des forces et de l'entrain, que la respiration est plus facile, on peut continuer la cure. On doit, au contraire, la suspendre, quand cette amélioration est remplacée par de l'affaiblissement, de l'essoufflement, des palpitations. Chez quelques obèses, on voit aussi survenir, au cours du traitement, un énervement marqué, caractérisé par de l'impatience, de l'insomnie, et contrastant avec leur caractère calme d'autrefois. Chez eux encore le traitement doit être suspendu. »

En général, le traitement de l'obésité ne doit pas être appliqué d'emblée dans toute sa vigueur. Il doit être établi graduellement, dirigé et surveillé par le médecin.

Traitement médical. — Il consiste en purgations répétées et continuées pendant un certain temps, en boissons alcalines, et en frictions sèches ou alcooliques sur tout le corps ; et enfin dans l'emploi de préparations iodo-iodurées, du fucus vésiculosus, du rumex crispus, du phytolacca decandra, de l'andira inermis, etc.

Onction. (*Embrocation.*) — L'onction consiste à étendre sur une partie malade, au moyen d'un morceau de toile, de flanelle ou des doigts, liniments, pommades et onguents. L'onction appliquée sur une grande surface prend le nom d'embrocation.

Panaris. (*Mal blanc, mal d'aventure*). — Tumeur qui vient aux doigts et à la racine de l'ongle.

Le panaris s'annonce par une faible démangeaison avec un peu de rougeur à la peau, et une légère douleur ; bientôt l'épiderme est soulevé par le pus, qui ne tarde pas à se faire jour au dehors. Quelquefois ce pus est en assez grande quantité sous l'ongle pour causer une douleur très vive, jusqu'à ce que la suppuration ait trouvé passage à l'extérieur, Lorsque le panaris atteint les couches plus profondes, la douleur est plus violente et le gonflement du doigt plus considérable.

Causes. — Petites plaies désignées sous le nom d'envies, piqûres, contusion, présence d'un corps étranger : écharde, fragment de verre, etc.

Il importe d'empêcher l'inflammation de se propager. Humecter légèrement la partie enflammée et dessus promener un crayon de nitrate d'argent (pierre infernale). Après un temps très court, les élancements du panaris prennent fin, et l'inflammation disparaît. La peau noircie tombe au bout de quelques jours. Pour faire avorter le panaris, on peut encore recouvrir le bout du doigt d'une épaisse couche d'onguent napolitain, recouverte à son tour de gaze et d'un doigtier en gomme ou en caoutchouc. Laisser le pansement en place. La douleur et l'inflammation cessent rapidement sans suppuration.

Peau (*Maladies de la*). *Acné, exzéma, dartres, herpès*, etc. — Les maladies de la peau proviennent de causes externes et de causes internes.

Les causes externes les plus communes sont celles qui agissent directement sur la peau : chaleur, froid, poussières, vapeurs malsaines, substances irritantes, etc. L'affection étant alors locale et accidentelle, un traitement simple à l'intérieur et l'application de topiques peu actifs en triomphent aisément.

Il en est différemment lorsque les causes des maladies de la peau sont internes et liées à des diathèses spéciales, à certaines constitutions et à certains tempéraments ; à des fonctions intérieures dont l'altération se répercute à l'extérieur (troubles des voies digestives, du foie, de la matrice, etc.), à un état physiologique : débilité par la misère, privations, excès, émotions subites, peur, chagrins, excès intellectuels, etc., et chez la femme, par l'âge de retour.

Dans ces divers cas, le médecin doit s'enquérir des antécédents du malade, de l'hérédité, de sa constitution, et des symptômes de l'affection, afin de combattre la maladie par des moyens appropriés aux causes qui l'ont fait naître.

Contre les maladies de la peau anciennes et liées à un état constitutionnel, il n'y a d'efficace que la médication interne : seule elle a des chances d'amener la guérison, et l'on doit la suivre longtemps avant d'employer la médication locale. C'est par elle, et c'est en dépurant le sang et en le reconstituant, que l'on parvient à guérir des malades longtemps traités sans succès.

Que les maladies de la peau soient légères ou graves, on devra toujours suivre les indications suivantes : éviter sur les téguments du corps tout contact susceptible de les altérer, de les léser et de les blesser; prévenir les frottements sur la surface atteinte, et la soustraire au contact de l'air et des matières malpropres, putrides ou purulentes.

Au moyen de lotions tièdes, légèrement boriquées ou phéniquées, et de fréquentes onctions d'huile ou de vaseline boriquée, on favorisera la circulation dans les parties malades ; on empêchera la stase ou séjour des humeurs morbides ; on maintiendra la partie-malade dans une température douce et humide ; et on y parviendra, comme dans la variole (ce qui en prévient les cicatrices), à détacher les croûtes de la face et celles qui se forment sur les régions où la maladie de peau a son siège.

Phtisie. (*Consomption lente.*) — La phtisie la plus commune est la phtisie pulmonaire. Elle est contagieuse pour les organisations prédisposées ou affaiblies.

Causes. — Chez les enfants, la bronchite qui suit ou accompagne les fièvres éruptives (rougeole, scarlatine). Chez les femmes, l'anémie et la chlorose à l'âge de formation ; chez les adultes des deux sexes, les diathèses tuberculeuse, scrofuleuse, syphilitique, les maladies des poumons (bronchites fréquentes, pneumonies, etc.) ; les excès, les chagrins, la mauvaise nourriture, le manque d'air, la misère, l'alcoolisme, les refroidissements. Un simple rhume de cerveau mal soigné peut, par des accidents consécutifs et l'inflammation qu'il communique aux muqueuses du larynx et des bronches, préparer le terrain au développement de la phtisie.

Comme nous l'avons dit dans un de nos précédents ouvrages (*Traitement rationnel des maladies des organes respiratoires*), le devoir du médecin n'est pas seulement de combattre la phtisie confirmée ; il consiste encore et surtout à en combattre préventivement les causes ; c'est-à-dire d'une part agir énergiquement pour changer la constitution et la rendre réfractaire à la végétation tuberculeuse ; et, d'autre part, à rendre stérile cette végétation, à en prolonger la durée d'inertie, à l'empêcher de s'étendre et à la faire disparaître.

La phtisie ferait beaucoup moins de victimes si les jeunes gens et leurs parents voulaient se préoccuper de cette dangereuse affection, et si les intéressés prenaient quelques précautions et se soumettaient de bonne heure à une médication raisonnée.

Un traitement bien dirigé et auquel s'ajoute un régime spécial guérit rapidement l'irritation et l'inflammation des voies respiratoires : il soulage promptement les maladies de poitrine passées à l'état chronique ; prévient le développement de la tuberculose ; rend stationnaire la phtisie ; modifie les tissus du poumon, et, suivi avec persévérance et docilité, produit souvent des résultats inespérés.

Hygiène générale. — Exercice modéré en évitant les refroidissements (voir *Refroidissement*), vêtements de laine, nourriture abondante et substantielle, reconstituante et très variée (voir *Régime* et *Hygiène*).

Piqûres de moustiques (*Guêpes, abeilles, frelons*, etc.). — Lorsqu'on le pourra, enlever l'aiguillon, puis succion immédiate et lotion avec de l'eau ammoniacale, de l'eau boriquée ou phéniquée, du sel imbibé de vinaigre,

Un médecin d'Algérie indique le moyen suivant : frictionner les parties piquées avec du sel de cuisine mouillé d'eau, mais non encore dissous dans l'eau. Cette friction fait cesser presqu'aussitôt le gonflement, et la douleur n'apparaît même pas si l'on a employé le sel immédiatement après avoir été piqué.

Plaie. — En général, solution de continuité des parties molles de l'organisme : piqûre, coupure ou incision, contusion, déchirure, arrachement, morsure,

L'hémorragie qui résulte d'une coupure peu profonde de la peau et du tissu cellulaire est arrêtée souvent par des compresses très souvent renouvelées d'eau froide. En cas d'insuccès, à l'eau, mélangez par parties égales de l'alcool ou du vinaigre.

Si la section est plus profonde, elle a touché ou une veine, et le sang est d'un rouge noir ; ou une artère, et le sang est rouge, vermeil, et jaillit suivant les battements du pouls. En attendant le médecin, recourir à la compression : elle se fait entre la plaie et le cœur, si l'hémorragie est artérielle ; et entre la plaie et l'extrémité du membre, si l'hémorragie est veineuse. Elle consiste à ligaturer étroitement le membre au moyen d'une ceinture, d'une courroie, d'un mouchoir roulé en corde. Pour augmenter la compression, placez sur l'endroit correspondant au vaisseau blessé deux ou trois compresses superposées dont la plus étroite est appliquée sur la peau.

Traitement des plaies par les cendres. — Saupoudrez les plaies fraîches d'une couche épaisse de cendres obtenues par la combustion des étoffes de coton et de toile ; si les plaies sont sales, les laver avant le pansement avec de l'eau boriquée ou de l'eau bouillie refroidie. La guérison s'obtient facilement sans suppuration, sous une croûte de sang et de cendres.

Purgatif. — Médicament propre à provoquer les évacuations alvines.

On divise les purgatifs en laxatifs, cathartiques, drastiques.

1° *Laxatifs, délayants, rafraîchissants.* — Calomel, manne, citrate de magnésie, sulfate de magnésie, magnésie calcinée, crème de tartre, phosphate de soude, huile de ricin, etc.

2° *Cathartiques.* — Ils sont plus puissants et leur action s'exerce particulièrement sur la sécrétion biliaire : eau minérale saline, émétique en lavages, follicules de séné, rhubarbe, sulfate de soude, etc.

3° *Drastiques.* — Évacuants très énergiques et parfois dangereux : agaric, aloës, bryonne, coloquinte, gomme-gutte, huile de croton, jalap, scammonée, etc. On fera sagement de n'en user que sur l'indication du médecin. Par conséquent, on s'abstiendra, sous quelque forme qu'elles se présentent, de toutes les spécialités purgatives et dépuratives : elles ont pour base les drastiques. Elles vont (presque toutes) directement contre leur but, en dépit des promesses des inventeurs et des ronflantes attestations qu'ils publient.

Purgations pour adulte. — 60 grammes d'huile de ricin. Follicules de séné, 10 grammes, et manne sorte, 30 grammes. Faire bouillir pendant cinq minutes dans deux verres d'eau, puis passer sur un linge. Pour rendre cette purgation plus agréable, on ajoute à la décoction soit une cuillerée de café en poudre, soit une pincée de semences d'anis ou de menthe. Purgation légère : 30 grammes d'huile de ricin à prendre avec du jus d'orange, du lait chaud ou dans de la bière ; une à deux verrées d'eau royale hongroise ; ou de un à deux verres à bordeaux d'eau de Rubinat, etc.

Le purgatif pris, il est bon de ne pas boire pendant les deux heures qui suivent. Ce temps écoulé, boire abondamment : bouillon aux herbes, bouillon de veau, infusion légère de fleurs de mauve, de feuilles d'oranger, de thé, etc.

Ainsi que le dit fort bien le révérend seigneur Alexis, dans son vieux langage, « à cause du mouvement du corps, demourer au lit ou à la maison est toujours le plus seur et le meilleur à tout homme qui a pris médecine ».

Dans les cas ordinaires, la liberté du ventre doit s'obtenir par le régime, par l'usage modéré et intermittent des eaux minérales purgatives, par le sulfate de magnésie, la magnésie calcinée, la rhubarbe, à des doses appropriées au degré de constipation, à l'âge et à la constitution du sujet ; enfin par les laxatifs légers : bouillon aux herbes, bouillon de veau et de poulet, décoction de pruneaux miellée, compotes de fruits, infusion de fleurs de pêcher, eau de son et de miel, lait sucré avec le gros miel, pain de son, pain de seigle, pain d'épices, etc.

Refroidissement (*Chaud et froid*, *courant*

d'air). — Le refroidissement est une des causes les plus fréquentes de maladies graves. Ses victimes sont nombreuses et l'on s'étonne, à bon droit, du peu de soin que l'on prend pour s'y soustraire. On prend le refroidissement en passant brusquement d'un milieu chaud dans un milieu froid et *vice versa* ; en séjournant, ne fût-ce que quelques instants, dans un endroit frais ou dans un courant d'air, lorsque le corps est en sueur ; et en se reposant sans se couvrir le corps après un exercice qui a amené la transpiration. On le gagne même en dormant au lit, quand, sous un amas de couvertures et d'édredon, l'excès de chaleur produit des sueurs à la suite desquelles on s'éveille avec des frissons.

Les courants d'air, quels qu'ils soient, ne sont pas moins perfides. Aussi doit-on éviter, surtout en état de transpiration, de se placer entre des portes et des fenêtres ouvertes ou entre-bâillées et près des fissures des fenêtres. Le rayonnement des vitres, trop près desquelles il ne faut pas travailler, ni jamais coucher les enfants au berceau, suffit pour provoquer le refroidissement.

Local ou général, le refroidissement a presque toujours des suites, dont les plus fréquentes sont : rhume de cerveau, mal de gorge, angine, fluxion de poitrine (pneumonie), rhumatismes musculaire et articulaire, névralgies diverses, congestions pulmonaire et cérébrale. Le plus souvent, la phtisie n'a pas d'autre cause, et les médecins qui soignent les phtisiques ont tous entendu le malade ou l'un des siens dire : « C'est à la suite d'un chaud et froid que s'est produit ce rhume qui ne finit pas de guérir », et ce qui prouve combien, pour les prédisposés à la phtisie et pour les tuberculeux, le refroidissement est funeste, c'est l'énorme recrudescence de phtisiques qui a suivi la guerre de 1870.

Par conséquent, si peu grave que paraisse un refroidissement, il doit toujours être soigné sans délai. Aussitôt qu'il s'est produit, on est pris d'un malaise général, d'une sensation de froid et de frissons accompagnés parfois de claquement des dents.

Tout le traitement est dirigé à ramener le retour de la transpiration. Le malade se couchera au plus vite ; il sera bien couvert. A ses pieds et de chaque côté du corps, on placera des briques chaudes ou des cruchons d'eau chaude. De quart d'heure en quart d'heure, on lui fera prendre par tasse à café noir des boissons très chaudes : vin sucré, infusion de mélisse et de bourrache, etc. L'alcool (cognac, eau-de-vie, rhum), est ajouté avec avantage à ces infusions ; aussi M. le professeur Bouchardat l'a-t-il fait entrer dans la préparation suivante qu'il recommande : dans deux verres et demi d'eau bouillante, faire infuser 10 grammes de thé, passer et ajouter une verrée ordinaire de rhum ou de cognac, environ 100 grammes de sucre et un citron coupé par tranches : à prendre par tasse à thé de demi-heure en demi-heure.

Après une heure de transpiration et la chambre étant portée à une température de 16 à 18° centigrades, le malade sera essuyé, séché et changé de linge et de draps, les bouteilles ou les briques seront enlevées, ainsi que le supplément des couvertures (voir *Phtisie*).

Régime et hygiène *du nouveau-né, de l'âge critique, du vieillard, et dans quelques maladies chroniques.*

Age critique. — Il est bien rare que la femme, qui cesse d'avoir ses règles, ne soit pas atteinte par des troubles plus ou moins graves de la santé.

L'âge critique s'annonce par l'irrégularité et la disparition plus ou moins subite et plus ou moins complète des règles ; par des bouffées de chaleur au visage, des sueurs sur le corps, des névralgies, de l'énervement, des pertes de sang plus ou moins fréquentes, plus ou moins abondantes et d'une durée variable ; pâleur du visage, faiblesse des membres, palpitations, oppression, étouffements, gonflements, pesanteurs et douleurs dans le ventre ; par des maladies de la peau, des affections ulcéreuses, cancéreuses, des pertes blanches, des affections nerveuses et cérébrales.

La femme arrivée à l'âge de retour doit se soumettre à une hygiène générale très sévère, dont voici les règles principales : les vêtements seront amples, pour laisser toute liberté d'action aux organes de la respiration, de la digestion et de la circulation.

Elle évitera le séjour prolongé sur des sièges ou dans des lits moelleux. Elle évitera encore avec plus de soin tout ce qui, comme les soirées, les bals et les spectacles, peut exciter les sens et réveiller les désirs sexuels. S'abstenir de tout rapprochement sexuel jusqu'à l'entière cessation de la menstruation (règles) ; encore cette cessation étant définitive, devra-t-on être très réservé, très modéré et très prudent, à cause des accidents qui peuvent en résulter, soit sur le système nerveux, soit par la production de congestions, d'apoplexie, de paralysie, etc.

Traitement. — L'exercice, les promenades à pied, la sobriété et une grande activité produiront les meilleurs résultats.

On ne changera rien aux soins de la toilette et de propreté; quant aux bains, ils ne seront ni trop chauds (32°), ni trop prolongés (20 minutes de durée), sous peine de congestion cérébrale. De même il faudra éviter avec soin les refroidissements à la sortie du bain.

On combattra les étourdissements, les chaleurs de la tête et du visage, les gonflements du ventre, par de faibles mais fréquentes purgations salines, avec l'eau royale hongroise, et quelquefois par des saignées locales (sangsues, ventouses) ou générales.

Lorsque les pertes blanches ne sont pas causées par des maladies graves de la matrice ou du vagin, il ne faut pas les supprimer trop brusquement.

En outre de ces conseils généraux, il en est d'autres qui exigent parfois un changement de vie radical et qui diffèrent suivant la constitution et le tempérament.

La femme de tempérament sanguin devra se nourrir de viandes blanches, de légumes frais, d'œufs et de lait sous toutes les formes, de fruits cuits, de poissons légers : soles, limandes, merlans et poissons d'eau douce, sauf l'anguille. Pour boisson de l'eau pure. S'abstenir des excitants quelconques, tels que café, thé, liqueurs et autres boissons alcooliques.

Au contraire, pour la femme faible, délicate et

de tempérament lymphatique, l'alimentation abondante et substantielle devra se joindre pour une action commune à la médication tonique et analeptique sous toutes ses formes : vins amers préparés avec l'une ou l'autre des substances suivantes : quinquina gris et jaune, gentiane, écorces d'oranges amères, colombo, houblon ; préparations ferrugineuses lorsqu'elles seront facilement tolérées et qu'elles ne produiront pas de congestions trop violentes, de perte de sang ou de constipation trop opiniâtre. Pour boisson : vins généreux et bonne bière. Pour combattre certains états de défaillance faire usage du cordial de Révérend Alexis ; c'est la seule liqueur utile et inoffensive qui puisse être permise. Enfin les femmes irritables, souffrant de troubles nerveux, se borneront à une vie calme, exempte de tout excitant physique ou moral. Elles trouveront un soulagement à leurs palpitations, à leurs spasmes, à leurs migraines et à leurs étouffements nerveux et passagers en employant les préparations spasmodiques : infusions très chaudes de tilleul et de feuilles d'oranger, infusions de valériane, 4 à 5 grammes par tasse d'eau bouillante ; ces infusions sucrées avec le sirop d'éther ou le sirop suivant : sirop de fleurs d'oranger, 3o grammes ; bromure de sodium, 5 grammes ; chloral hydraté, 2 grammes ; une ou deux cuillerées à café par tasse de tisane. Les bains tièdes de tilleul (5oo grammes de tilleul par bain).

L'usage de la flanelle sera ici très utile pour les femmes sujettes aux refroidissements et aux rhumatismes.

Est-il besoin de le répéter? Si un traitement plus actif devient nécessaire, c'est au médecin qu'il appartient de le diriger.

Albuminurie. — L'hygiène de la peau devra être sévère. Elle consistera en frictions sèches à l'aide d'un gant de crin ou d'une serviette un peu rude; bains tièdes de quinze à vingt minutes de durée, répétés deux ou trois fois par semaine, suivis d'une friction avec de l'alcool.

Vêtements chauds, porter une ceinture de flanelle et séjourner dans une chambre exposée au midi. Tenir le ventre libre; exercice modéré.

Comme aliment, le lait est par excellence celui qui convient le mieux à l'albuminurique; il fait disparaître l'albumine et nourrit le malade. Le lait à lui seul pourrait remplacer les autres aliments si l'on pouvait le prendre à l'exclusion de toute autre nourriture.

Chez quelques malades ce régime n'est pas toléré et chez d'autres il provoque des troubles de la digestion qui obligent de recourir au régime mixte.

Pour faire tolérer le mieux possible le régime lacté exclusif, Chéron indique les précautions suivantes : le lait doit être bu par doses égales toutes les deux ou trois heures, environ un quart de litre à la fois et pris par petites gorgées en dix minutes. On commence par prendre un litre de lait par jour, pour arriver peu à peu à en donner trois. Le lait sera plus facilement toléré, selon qu'il sera tantôt cru, tantôt bouilli, chaud, froid, et par l'addition de substances aromatiques : sucre, vanille, sel, eau de fleur d'oranger, eau de laurier-cerise, café noir, etc.

Le régime lacté mixte, sauf dans les poussées aiguës, est préférable, car on peut le continuer pendant longtemps sans fatiguer aussi vite le malade. Il consiste en lait et en mets préparés au lait, gâteaux au lait, chocolat, crèmes, fromages blancs. A ces aliments il faut ajouter les légumes verts cuits accommodés au lait et à la crème fraîche; salades, épinards, choux-fleurs, haricots verts, artichauts, les fruits mûrs sans être trop avancés et les fruits cuits. On peut y ajouter des viandes blanches ou d'animaux jeunes : veau, chevreau, volailles, porc frais, grillées, rôties et préparées avec des sauces au beurre ou à la crème, mais sans graisse. Le repas du soir sera toujours composé exclusivement de laitage, d'œufs très frais et très cuits : omelettes, œufs brouillés, crèmes. M. Lépine recommande de n'employer que les jaunes.

Comme boisson aux repas, lait coupé d'eau gazeuse alcaline, très rarement un peu de vin blanc léger et très allongé. Le thé, le café pris en petite quantité ne sont pas nuisibles.

Pas de bouillon gras, pas de poissons ni de crustacés ou mollusques, pas de gibier, pas de viandes avancées, faisandées ni peu cuites, pas de salaisons ni de charcuterie, pas de féculents. S'abstenir rigoureusement des radis, raves, oseille, épinards, tomates, asperges.

Ce régime, convenablement suivi, peut être continué pendant fort longtemps sans amener le dégoût.

Arthritique. — Les arthritiques sont fréquemment sujets à des affections diverses de la peau, persistantes et quelquefois douloureuses. Le régime consistera dans l'abstinence des aliments qui, en vertu d'une disposition particulière, réveillent les poussées éruptives (urticaire, eczéma, etc.) : charcuterie, alcool, condiments âcres et épicés, concombres, cornichons, champignons, poissons et conserves de poissons, œufs de poissons, viandes fumées et faisandées, coquillages, crabes, écrevisses, crevettes, homards, langoustes, les aliments trop relevés et les boissons gazeuses. (Voir *Régime du goutteux.*)

Chlorotique et chloro-anémique. — Les chlorotiques devront vivre au grand air et s'occuper aux travaux des champs, de jardinage ou autres, et assises dehors pour travailler le reste du temps. Quand le temps le permet, elles ne devront guère rentrer dans les appartements que pour prendre les repas et pour se coucher. Leurs promenades doivent être fréquentes, mais courtes, de façon à ne jamais amener la fatigue, sans course ni exercices violents. En hiver, elles s'occuperont aux soins du ménage et sortiront au moindre rayon de soleil pour faire une promenade.

Se coucher de bonne heure, rester au lit neuf ou dix heures. S'abstenir de veilles fatigantes, dîners, soirées, théâtre, bals, etc.

La nourriture sera très variée. Les aliments seront choisis parmi les viandes de boucherie tendres et bien cuites, volailles, œufs, poissons (sole, merlan, limande, rouget, etc.); légumes verts, purées, riz, pâtes alimentaires, fruits cuits.

Pour boisson, lait pur non bouilli ou eau pure; un tiers de litre à chacun des repas. Plus tard le vin blanc léger coupé avec l'eau ferrugineuse (Reine du fer, Bussang, etc.) sera permis.

Il est fort nuisible de chercher à stimuler les forces des chlorotiques par du vin, par des préparations au quinquina et les liqueurs alcooliques.

L'anémique se nourrira surtout de lait, de viandes grillées et rôties, d'œufs crus ou peu cuits, de poissons frais et légers, de légumes en purée, de fromage, de fruits cuits et confits. Peu de pain. Pour boisson, lait pur, petite bière ou de l'eau additionnée d'une petite quantité de vin blanc ou de quelques gouttes de cognac.

Diabétique. — Le diabétique ne devra pas négliger les soins à donner à la peau, soit pour en faciliter son fonctionnement, soit pour la préserver des écorchures et des éruptions fréquentes et parfois dangereuses. Il prendra des bains tièdes, à 32° centigrades, deux ou trois fois par semaine, d'une durée de vingt à trente minutes au plus; faire des frictions douces avec la main ou avec un morceau de flanelle. Bains d'air chaud, douches tièdes en jet brisé sur les reins et les membres, suivies d'une friction à l'alcool et d'une demi-heure de repos complet. Porter des vêtements de flanelle sur le corps et les membres.

Le régime du diabétique sera à la fois varié et suffisant, étant bien établi que le malade devra écarter, d'une part les substances qui contribuent à la formation du sucre, et de l'autre éviter par dessus tout l'affaiblissement général et la consomption. Le diabétique s'interdira tous les aliments sucrés et féculents, soit en totalité, soit seulement en partie :

les farineux et les féculents, pain, pommes de terre, maïs, pois secs, lentilles, haricots, fèves, châtaignes, toutes fécules et pâtes alimentaires : vermicelle, semoule, macaroni, nouilles, pâtisserie ; les sauces où entre la farine ou la fécule, les fruits sucrés, betterave, navet, carotte et le lait.

L'alimentation se composera de toutes les viandes sous toutes les formes (grillées, rôties, en daube, au jus, etc.), le gibier, les volailles, les poissons, homards, langoustes, crevettes, huîtres, moules, etc. ; sauf certaines prédispositions individuelles, de coquillages, de beurre, de graisse, de lard, des œufs, des fromages, du cacao, des légumes herbacés, sauf l'oseille, la rhubarbe, la tomate et de toutes les salades. Comme condiment, le sel. Faire usage du pain de soya, de pain de gluten et, en cas de dégoût et de perte d'appétit, de pain ordinaire très cuit, en petite quantité et de pommes de terre cuites à l'eau.

Remplacer le sucre par la glycérine pure ou la saccharine.

Comme boisson, le diabétique se contentera d'un peu de vin de Bourgogne ou de Bordeaux coupé d'eau alcaline (Perle de Vals 7e degré, Vichy, etc.), de café, de thé sans sucre, de tisanes amères. Il s'abstiendra de champagne, de cidre, de bière, de limonade, de vins sucrés et liquoreux, d'eau gazeuse et d'alcool. Ne boire que pour satisfaire modérément la soif.

L'exercice pratiqué graduellement sera en rapport avec les forces du malade : promenades, travaux manuels et les jeux qui mettent tout le corps et les membres en mouvement, jardinage, boules, escrime, billard, etc.

Dyspeptique. — Le dyspeptique espacera ses repas et il n'en fera par jour que deux ou trois. En dehors des repas, ne rien absorber, ni boissons, ni aliments. Lorsque la dyspepsie est accompagnée de dilatation de l'estomac, le régime sec est celui qui convient le mieux : pas de boissons entre les repas, ne prendre qu'un verre à un verre et demi de liquide aux repas et s'abstenir de potages liquides.

Pour boisson, de l'eau pure ou du vin blanc léger fortement allongé d'une eau alcaline légère (Perle de Vals, 1er degré).

Le repas du matin sera d'un potage au gruau d'avoine, de farines nutritives [1], de tapioca épais au lait sans pain ; les potages épais pourront être remplacés par un ou deux œufs à la coque avec une croûte de pain.

Les deux autres repas seront variés dans leur composition, mais en se renfermant dans la liste des aliments indiqués. On prendra peu de pain, et seulement du pain rassis et grillé ; on s'abstiendra complètement des épices, du vinaigre, des crudités et des graisses.

L'alimentation sera composée de potages épais au lait ou au bouillon dégraissé avec des pâtes, du riz, du gruau, du tapioca, du maïs blanc, des farines nutritives, les pâtes d'Italie ; de viandes tendres grillées, rôties ou braisées, toujours bien cuites, des viandes hachées ; de poissons bien cuits, de purées

1. Nous recommandons particulièrement les produits de la maison Dubois.

de légumes farineux, d'œufs peu cuits, d'œufs au lait, de riz, de macaroni, crèmes au lait, de fromages frais, de compotes de fruits, marmelades, confitures, des fruits frais suivants : fraises, pêches, raisins et figues.

Il faut rejeter de l'alimentation la plupart des poissons, le gibier, les mollusques, les crustacés, les fromages vieux, les viandes peu cuites ou faisandées.

Goutteux. — Le goutteux évitera avec le plus grand soin le froid humide du printemps et de l'automne. L'hiver, il habitera les pays chauds, ou au moins dans une chambre saine, exposée au midi. Exercice modéré au grand air. Bains chauds, massage et frictions sèches sur la peau avec une brosse de flanelle.

Le régime est très important, car à lui seul et bien observé il peut faire disparaître la goutte. Un régime mixte, composé à la fois de viandes et de légumes est celui qui convient le mieux, mais à la condition qu'il soit proportionnel aux dépenses et assaisonné par l'exercice. Le goutteux doit être d'une sobriété extrême. Il mangera souvent et peu à la fois, et ne devra jamais faire d'excès de table ni de boissons. Les repas seront pris lentement, et à heures régulières.

Il s'abstiendra des viandes noires, des viandes avancées ou faisandées, du gibier, des graisses, mollusques, huîtres, moules, crustacés, des poissons de mer comme l'anguille, la morue, la raie.

Les aliments permis sont les viandes blanches : veau, chevreau, volailles jeunes, grenouilles, poissons légers, sole, limande, merlan et la plupart des poissons d'eau douce, anguilles et carpes exceptées. Parmi les légumes, le malade choisira ceux qui digèrent le mieux : céleri, carottes, artichauts, haricots verts et autres légumes herbacés (sauf oseille, épinards, tomates, choucroute, choux, choux-fleurs, champignons, truffes, pommes de terre), les fruits mûrs et surtout la fraise et le raisin.

Peu de pain, pas de pâtes alimentaires, pas de fromages avancés ni de pâtisseries.

Comme boissons, les vins blancs légers de Bordeaux ou de la Moselle coupés d'eaux de Perle de Vals 3ᵉ degré, d'Évian ou de Pougues. Pas de bourgogne, de champagne, de liqueurs, de vins liquoreux d'Espagne ou d'Italie, de bière, de cidre. Le café sera permis à faible dose.

Gravelle. — On peut prévenir la formation des graviers en se conformant aux règles d'une sévère hygiène. Manger modérément et lentement, bien mâcher tous les aliments. Préférer les viandes blanches, prendre les viandes noires en petite quantité et bien cuites, ainsi que le gibier; pas de viandes faisandées. Peu ou pas de poissons, pas de crustacés ni de mollusques. Pas de sauces épicées ni de mets excitants. Ne prendre des œufs qu'en petite quantité. Pas de fromages avancés. S'abstenir de légumes féculents : haricots, pois, lentilles, châtaignes, peu de pommes de terre, de haricots verts et de petits pois. S'abstenir de tomates, d'oseille et user modérément de choux, choux-fleurs, choux de Bruxelles, champignons.

Tous les autres légumes verts entreront pour une bonne part dans l'alimentation ordinaire : chicorée, épinards, laitue et toutes les salades cuites et crues, artichauts, salsifis, cardons, carottes, radis; puis les fruits suivants : fraises, prunes, cerises, groseilles, framboises, pêches, oranges, pommes, poires, melon, potirons, concombres, etc.

La boisson sera abondante. On choisira de préférence le vin blanc sec et léger coupé d'eau ordinaire ou d'eau de Contrexéville-Pavillon. Pas de vin mousseux. Pas de bière ni cidre. S'abstenir d'eau-de-vie et de liqueurs. Le café sera permis.

On activera la sécrétion urinaire en buvant matin et soir et entre les repas une décoction de chiendent, et de queues de cerises, ou une infusion de stygmates de maïs, etc. (Voir *Diurétiques*.)

Nerveux et neurasthéniques. — Diminuer ou supprimer toutes les causes d'excitation, qui sont autant de causes d'épuisement. Voici, d'après M. le Dr Levillain, les principales règles à suivre : « Suspendre momentanément les travaux intellectuels et autres occupations professionnelles; supprimer les veilles et les excès de fatigue; éviter les émotions morales pénibles et les plaisirs énervants; pratiquer le séjour à la campagne, loin du bruit et des mille excitations de la ville; prendre quelques douches hygiéniques et même de simples bains tièdes répétés; s'abstenir d'une nourriture trop excitante, varier les aliments (régularité, sobriété, variété et simplicité dans les repas); laisser de côté le vin pur et toute boisson alcoolique ou stimulante; en un mot, se reposer, c'est-à-dire manger, boire et dormir, sans se préoccuper et selon les lois de la plus élémentaire hygiène. »

S'abstenir des sucreries et des pâtisseries, des acides (vinaigre, oseille, tomates, fruits acides), des aliments gras, des fritures, de la charcuterie (sauf le maigre de jambon), des mets épicées, des viandes noires, marinées ou faisandées, du gibier, des poissons lourds et gras, des sauces, des potages gras et de la mie de pain.

Le malade pourra manger impunément les viandes grillées et rôties, suffisamment cuites (viandes blanches surtout), les légumes secs en purée, les œufs, le maigre de jambon, les poissons légers bouillis ou grillés, quelques gâteaux secs peu sucrés. Les aliments devront être préparés avec du beurre de bonne qualité et en quantité minime; ils devront être plutôt salés.

La boisson sera de préférence de l'eau d'Alet, alternée avec de l'eau bicarbonatée (6 grammes de bicarbonate de soude par litre d'eau bouillie et filtrée) à la dose de un verre à chaque repas. Le café après le repas de midi sera sans inconvénient.

Vivre au grand air, mais éviter les grandes courses. Dans la belle saison, passer la plus grande partie de la journée au jardin, tantôt assis, tantôt en faisant de courtes promenades.

Nouveau-né (*Régime et hygiène du*). — Le régime du nouveau-né se divise en allaitement naturel, allaitement artificiel et allaitement mixte.

Allaitement naturel. — A son arrivée au monde, l'enfant sera l'objet des soins les plus minutieux : toutes les parties du corps, particulièrement les ouvertures naturelles : yeux, nez, bouche, oreilles, anus, et parties génitales, subiront une toilette rigoureuse. L'enfant sera lavé entièrement au moins une fois par jour, et, autant que possible, dans un récipient où on puisse le baigner ; les lavages partiels seront pratiqués au moyen d'une éponge fine ou d'un linge fin, doux et imbibé d'eau pure (ou contenant par litre, 15 à 20 grammes d'acide borique), légèrement chauffée.

Les langes qui envelopperont l'enfant seront doux, légers et chauds ; ils ne seront jamais lavés à l'aide de potasse, de lessive forte, d'eau de javel, sous peine de voir se produire des éruptions, des rougeurs et des excoriations. Le maillot ne peut, sous aucun prétexte, être serré au point de gêner les mouvements ; il sera fixé au moyen d'épingles de sûreté ou de cordons.

La chambre où l'enfant devra séjourner sera spacieuse, claire et aérée. Pour éviter les refroidissements, le berceau où il devra coucher sera placé dans l'un des angles de la chambre, ni trop près d'une fenêtre ni trop près d'une porte. Il aura sa couchette à lui. En hiver, son lit sera maintenu à une température douce, au moyen d'une boule ou d'un cruchon contenant de l'eau chaude. Cette couchette sera abritée par un rideau de mousseline légère, non complètement fermé. Ne pas coucher l'enfant sur le dos.

Dans les premiers mois de la vie, l'enfant partage son temps entre le sommeil et la nourriture ; après trois mois et jusqu'à trois ans, il est encore nécessaire de lui faire prendre, l'après-midi, quelques heures de sommeil ; ces instants de repos doivent être régulièrement espacés et observés. Lorsque le sommeil de l'enfant laisse à désirer, il ne faut pas employer de remèdes calmants sans l'avis du médecin.

On ne sortira l'enfant que du dixième au quinzième jour pendant la belle saison, et du vingtième au trentième jour, pendant l'hiver. Le moment le plus favorable sera le milieu du jour, l'hiver ; le matin et le soir pendant l'été. Les sorties seront journalières, excepté par les grands froids, les grands vents, le froid humide et le brouillard. Les vêtements seront appropriés aux saisons et à la température.

L'emploi des petites voitures, — à moins qu'elles ne soient irréprochablement suspendues, — est nuisible. Il ne faut pas non plus se hâter de faire marcher l'enfant ; il doit apprendre à se traîner à terre et à se lever seul. Ne pas se servir des lisières, des chariots, etc., qui sont plus nuisibles qu'utiles au développement régulier du corps.

Le jour de sa naissance, le nouveau-né est mis au sein de la mère, quatre à six heures après l'accouchement ; la sécrétion lactée n'étant pas encore établie, l'enfant diminue ordinairement de poids pendant les deux ou trois premiers jours ; cela n'a pas d'inconvénient si l'enfant est robuste. A chaque tétée donner alternativement les deux seins. Le deuxième jour, deux tétées. Le troisième jour, moment de la montée du lait (très peu de lait), trois tétées ; pendant ces trois jours, on devra suppléer à l'absence du lait maternel par le lait d'un animal (vache, chèvre, ânesse), coupé de trois quarts d'eau bouillie, sucrée, tiède.

A partir du quatrième jour, on réglera autant que possible les tétées de la façon suivante : pendant les trois premiers mois, le jour, une tétée toutes les deux heures ; la nuit, une tétée toutes les quatre heures, en donnant la dernière à neuf où dix heures du soir. L'habitude de donner le sein à tout propos est blâmable, car le cri de l'enfant n'est pas uniquement causé par la faim. La durée de la tétée ne doit pas dépasser quinze à vingt minutes ; une durée moindre indique un faible appétit chez l'enfant ; plus longue, un manque de lait chez la mère. Si l'enfant s'endort au sein, il devra en être retiré aussitôt. La succion prolongée fatigue l'enfant, favorise les gerçures, les crevasses et les abcès. Après chaque tétée, faire la toilette des seins avec de l'eau boriquée. La durée de la digestion chez l'enfant est d'une heure trois quarts.

Lorsque le lait est trop abondant, et que l'enfant en a trop pris, il arrive souvent que des régurgitations et des vomissements se produisent, après avoir quitté le sein. S'il ne le rejette pas, l'intestin se chargera de cette exonération, mais il en résultera des troubles quelquefois graves : selles vertes, grumeleuses, coliques, diarrhée. Dans ce cas, le traitement consiste à rationner le lait par la durée plus courte des tétées.

La quantité par jour de lait ingéré, varie avec l'âge du nourrisson. Elle est intéressante à connaître à un double point de vue : pour savoir, dans les cas douteux, à l'aide de pesées, si l'enfant boit suffisamment de lait ; pour évaluer, dans l'allaitement artificiel, la quantité qu'il faut approximativement donner. Le tableau suivant, du docteur Segond, en établit ainsi la progression :

AGE DE L'ENFANT	NOMBRE DE TÉTÉES	POIDS DE CHAQ. TÉTÉE	QUANTITÉ PAR JOUR
		Grammes	Grammes
1ᵉʳ jour.	10	3	30
2ᵉ jour	10	15	150
3ᵉ jour	10	40	400
4ᵉ jour	10	55	550
5ᵉ au 30ᵉ jour.	9	70	630
2ᵉ mois	6 à 7	100	700
3ᵉ mois	6 à 7	120	840
4ᵉ au 9ᵉ mois.	6 à 7	140	980

De trois à six mois, les tétées se feront toutes les trois heures, le jour ; et toutes les six heures, la nuit.

De six à douze mois, le jour, une tétée toutes les trois heures ; remplacer une ou deux tétées par une soupe, une bouillie bien cuite, en commençant par quatre ou cinq cuillerées, et en mettant un intervalle de six à huit heures. La nuit, une seule tétée, qui pourra être supprimée.

De douze à quinze mois, le jour, une tétée toutes les trois heures ; en remplacer deux ou trois par les aliments suivants : bouillon, panades de biscottes, potages au lait avec l'arrow-root, le sagou, bouillies avec les farines fraîches de gruau, d'avoine, d'orge, tapioca.

De quinze à dix-huit mois, époque à laquelle se fait ordinairement le sevrage, continuer l'emploi du lait, des bouillies, des potages au maigre et au gras, auxquels on ajoutera des œufs, du pain trempé dans du jus de viande, de la viande très finement hachée en petite quantité.

Le tableau suivant, du docteur Sutils, permettra

d'apprécier les proportions et la régularité avec lesquelles l'accroissement doit s'effectuer :

| MOIS | POIDS MOYEN | ACCROISS. EN POIDS | | LONGUEUR | ACCROISS. en LONGUEUR PAR MOIS |
		PAR MOIS	PAR JOUR		
	Kilogrammes	Grammes	Grammes	Centimètres	Centimètres
0	3 »				
1	3 750	750	25	49	»
2	4 450	700	23	53	4
3	5 100	650	22	56	3
4	5 700	600	20	58	2
5	6 250	550	18	60	2
6	6 750	500	17	62	2
7	7 200	450	15	63	1
8	7 600	400	13	64	1
9	8 »	400	13	65	1
10	8 350	350	12	66	1
11	8 700	350	12	67	1
12	9 »	300	10	67 50	1
13	9 300	300	10	68	0 5
14	»	250	8		
15	9 550	250	8		
16	9 800	250	8		
17	10 050	250	6 5		
18	10 300	200	6 5		
19	10 500	200	6 5		
20	10 900	200	6 5		
21	10 900	200	»		
22	11 100	200	»		
23	11 250	150	5		
24	11 400	150	5		

A sa naissance, le nouveau-né pèse en moyenne 3 kilogrammes. Il diminue de 100 grammes environ pendant les deux ou trois premiers jours. Au septième jour, il a ordinairement regagné son poids; et, vers le dixième jour, il le dépasse de près de 100 grammes.

Allaitement artificiel. — Si pour des raisons quelconques, la mère ne peut nourrir son enfant et ne peut prendre une nourrice, elle aura recours à l'allaitement artificiel. Dirigé et surveillé par la mère, il sera encore préférable à l'élevage par une nourrice à la campagne, où la surveillance est presque impossible.

Dans l'allaitement artificiel, total ou mixte, le nombre des tétées sera le même ; mais des précautions sont nécessaires au sujet du lait et du biberon. Le lait de vache est le plus généralement employé. Le lait de chèvre ou d'ânesse est réservé aux enfants délicats, débiles et nés avant terme.

Pour conserver le lait et le rendre aussi inoffensif que possible, il devra être stérilisé, à moins cependant que l'on se le procure fraîchement tiré. La stérilisation a pour effet de mettre le lait à l'abri de la fermentation, et de détruire ou d'atténuer les microbes qu'il pourrait contenir.

On stérilise le lait par l'ébullition et le bain-marie. Le lait bouilli étant mal digéré par le nouveau-né, devra être rejeté de son alimentation. C'est donc au lait stérilisé au bain-marie qu'on devra recourir.

On stérilise le lait à l'aide d'un appareil stérilisateur quelconque. Ces appareils sont d'un prix peu élevé et faciles à se procurer. A défaut d'un appareil spécial, il sera facile d'y suppléer par le procédé imaginé par le docteur Lédé. Les objets nécessaires comprennent : 1º une marmite avec son couvercle, un pot-au-feu quelconque à fond rond ; 2º un panier à verres en fil de fer, en fer blanc ou en osier ; en un mot, un support quelconque. La seule condition exigée est qu'il puisse être introduit dans la marmite, et être maintenu au-dessus du fond de celle-ci, autrement il faudrait interposer un trépied ou tout autre objet pour relever le panier ; 3° autant de petites bouteilles que de tétées, mais de capacité supérieure à la quantité de lait nécessaire ; 4° des bouchons en liège ordinaires, mais de bonne qualité, s'adaptant bien exactement aux bouteilles. A la place des bouchons qu'on peut trouver partout, on pourra se procurer les capuchons en caoutchouc de M. le docteur Budin, ayant la forme de capsules métalliques qui ferment les bouteilles d'eau minérales, ou bien encore des bouchons de caoutchouc en forme de champignon. Voilà l'instrumentation et ses accessoires. Voyons maintenant la manœuvre de la stérilisation : chaque matin, la mère de famille, la nourrice va chercher, dans un pot bien propre (bouilli à même l'eau, égoutté seulement est le meilleur) sa provision de lait quotidienne. Ces petites bouteilles ont aussi été ébouillantées. Elles ont fait un bouillon avec l'eau (eau très propre, très légèrement carbonatée) et ont été bien égouttées, mais jamais essuyées, en dedans surtout. Ceci est la stérilisation des récipients. Chaque bouteille reçoit la quantité de lait qui correspond à une tétée, quantité variable avec l'âge. Si l'enfant est tout jeune, et qu'on ait des raisons pour lui couper son lait, ce qui est rarement nécessaire (Budin), on ajoute alors la portion d'eau préalablement filtrée et bouillie, ou d'eau minérale naturelle à faible minéralisation : Saint-Alban, Évian, Vittel, Saint-Galmier, Vals, source Saint-Jean, etc.

Les bouteilles, remplies au plus aux trois quarts, sont placées dans le panier à verres. On descend le

tout, panier et bouteilles, dans la marmite, au fond
de laquelle on a versé une certaine quantité d'eau
ordinaire, ou mieux salée ou carbonatée, de façon
que l'eau effleure seulement la face inférieure du
panier. On met le couvercle, qu'on peut maintenir
par un poids, un fer à repasser par exemple, et l'on
chauffe environ une demi-heure, trois quarts d'heure.
On laisse refroidir un peu, on soulève le couvercle,
et l'on pose, sur chaque bouteille, un bouchon dont,
préalablement, on passe vivement le bout dans la
flamme ou dans l'eau bouillante. Lorsque le tout est
assez refroidi, on finit d'assujettir les bouchons aux
bouteilles, qu'on porte au frais et à l'obscurité.
Avec les obturateurs de M. Budin, les bouteilles ont
été avantageusement recouvertes dès le début, on
n'a plus qu'à les assujettir.

La stérilisation est terminée, moins compliquée
en pratique que ne ferait croire une description for-
cément longue pour être complète et claire.

Au fur et à mesure du besoin, chaque bouteille
est débouchée, coiffée aussitôt d'une tétine pleine ou
mieux percée d'un petit trou latéral pour l'air, ou,
de préférence, munie d'un galactophore de M. Budin. Jamais aucun transvasement du lait, qu'on tiédit au bain-marie, au moment de l'emploi.

Le lait préparé sera donné à l'aide du biberon, ce
dernier étant généralement adopté comme réunis-
sant les conditions qui se rapprochent le plus de
l'allaitement naturel.

Le biberon le plus simple est le meilleur. Il n'aura
ni tube de verre faisant siphon, ni caoutchouc. Outre
que ces systèmes sont difficiles à nettoyer, le lait y

aigrit facilement et il prend un mauvais goût que lui communique le caoutchouc.

Après chaque tétée, le biberon sera vidé, lavé, puis plongé dans de l'eau bouillie jusqu'à la tétée suivante.

Si dans les premiers mois le lait pur était mal supporté, on aurait recours au coupage, dans les proportions qu'indiquent les docteurs Polin et Labit, dans le tableau suivant :

AGE DE L'ENFANT	QUANTITÉ DE LAIT	QUANTITÉ D'EAU SUCRÉE A 50 gr DE SUCRE PAR LITRE
1re semaine	1 partie	3 parties
2e et 3e semaine	1 —	2 —
4e semaine à 2 mois	1 —	1 —
3e et 4e mois	2 —	1 —
5e et 6e mois	3 —	1 —
6e mois à 1 an	4 —	0 —

Le lait sera la nourriture de l'enfant jusqu'à neuf mois, et, à partir de cet âge, son régime sera celui qui a été indiqué pour les enfants du même âge nourris au sein.

Allaitement mixte. — Lorsque la mère qui désire nourrir son enfant, ne le peut pas, à cause d'une insuffisance de lait, et dont la situation ne permet pas de supporter les frais d'une nourrice dans la maison ou à la campagne, il faut recourir à l'allaitement mixte.

Le lait, les récipients et le biberon, seront l'objet des mêmes soins que ceux qui ont été indiqués pour l'allaitement artificiel.

Les tétées au sein et au biberon se feront dans

l'ordre suivant : à six heures et à huit heures du matin, tétées au sein ; à onze heures, lait ou coupage au biberon ; à deux heures et à quatre heures, tétées au sein ; à sept heures, lait ou coupage au biberon ; à neuf ou dix heures du soir, tétée au sein. Pendant les premières semaines, une tétée au milieu de la nuit. Conclusion : les tétées, soit au sein, soit au biberon, seront réglées ainsi : pendant les trois premiers mois, le jour, une tétée toutes les deux heures, et, la nuit, toutes les quatre heures. Pendant les trois mois suivants, un repas toutes les trois heures, dont deux tétées contre une ration de lait pur ou coupé, en donnant la dernière à dix heures du soir. La nuit, une tétée toutes les six heures. A partir de six à douze mois, le jour, une tétée toutes les trois heures. Remplacer une, deux ou trois tétées, par une bouillie bien cuite, une panade et les œufs employés de cette manière : dans un peu de lait tiède, délayez un jaune d'œuf cru et bien frais, puis ajoutez-y un ou deux grains de gros sel de cuisine et quelques gouttes de vieux cognac. Cet aliment est excellent, parfaitement toléré, et l'enfant l'accepte toujours avec plaisir, surtout si on a le soin, pour prévenir la satiété, de l'aromatiser, chaque fois, de façon différente, ce qui est très facile. Le rhum, le cognac, le cassis, l'eau de fleurs d'oranger, le sirop de framboise, l'eau de laurier-cerise, le café, la teinture de vanille, etc., suivant qu'on les emploie, communiquent à cette préparation des qualités toniques, apéritives, adoucissantes et calmantes, qui la font toujours accepter avec plaisir par nos petits gourmets. Cette alimentation exerce sur l'enfant une très heureuse influence ; et le jaune d'œuf, à lui seul, forme un aliment toujours le même, toujours identique et cependant très varié, que l'enfant accepte de très bon cœur.

Quand l'enfant a atteint huit à neuf mois, on peut lui donner une fois par jour un œuf à la coque sans pain. L'œuf doit être peu cuit, puis versé dans un coquetier chauffé où on le bat avec gros comme une petite noisette de beurre et quatre ou cinq grains de gros sel. On le fait ensuite prendre petit à petit à la cuiller et non tout d'un trait à même le coquetier.

Sevrage. — Le moment le plus favorable pour le sevrage est de quinze à dix-huit mois. Il faut attendre que l'enfant ait seize dents, et profiter de l'intervalle qui sépare l'évolution des dents, les périodes de dérangement quelconque de la santé, la saison trop froide ou trop chaude. Le printemps et l'automne devront être choisis de préférence. Si l'on est contraint de sevrer pendant l'été, on devra continuer le lait stérilisé.

On procède au sevrage en éloignant la mère ou la nourrice pendant quelques jours, soit en appliquant sur les mamelons une décoction amère (colombo, quassia, teinture d'aloës, de gentiane), de manière à produire le dégoût du sein chez l'enfant. La femme qui sèvre devra se purger deux ou trois fois dans la semaine de son sevrage et comprimer les seins au moyen d'une large bande de toile ou d'une serviette.

Du sevrage jusqu'à trois ans au moins, le régime de l'enfant se composera surtout de laitage et d'œufs sous toutes les formes ; de bouillies semi-liquides, de biscuits, de pain de gruau trempé dans le lait, dans le jus de viande ; de mélanges de bouillon et de lait, de crèmes à la farine de riz, de bouillon avec jaunes d'œufs additionnés de gruau, de lait cuit avec la farine de cacao privée de sa matière grasse, de viande hachée finement ou râpée.

Les repas seront au nombre de quatre : le premier dès le lever, à sept ou huit heures, composé de soupe au lait, potage, bouillie, cacao au lait ; déjeuner vers onze heures ou midi, de soupe et d'un peu de viande, et si l'enfant a des dents, et pour varier, de poisson, de blanc de poulet, d'œufs à la coque, brouillés, cervelle, etc., quelques tranches de pain rassis et un peu de dessert ; vers trois ou quatre heures, collation composée d'une tartine de beurre, de pain sec et de chocolat ; dîner vers six heures, soupe, un peu de viande, de légumes très cuits ou en purée, ce repas moins copieux que le déjeuner de midi. Comme boisson, eau rougie ; jamais de vin pur, de café, de thé. A dix-huit mois, les enfants digèrent bien la viande crue, grattée au couteau ou pulpée au mortier, et bien choisie, qui a l'avantage de prévenir et de combattre la diarrhée.

Tuberculeux et Phtisiques. — La chambre du malade sera spacieuse, bien aérée, exposée au midi ou mieux à l'est, et jamais au nord. Autant que possible la chambre où il passe sa journée ne sera jamais celle où il couche, et l'une et l'autre auront leurs fenêtres ouvertes pendant l'espace de temps où elles ne sont pas habitées.

Ces chambres auront leur lit disposé tête au mur, et sans rideaux. Les rideaux des fenêtres seront légers ; il faut que l'air et la lumière puissent pénétrer largement. Des courants d'air y seront établis chaque jour pendant plusieurs heures en l'absence du malade, de façon à renouveler l'air et à emporter les poussières au dehors.

Quand les malades ne peuvent aller chercher l'air pur à la campagne, dans les maisons de santé établies dans les montagnes, ou dans les sanatoria, tel qu'il en existe un au Canigou, dans les Pyrénées, ils devront suivre les excellents conseils de M. le professeur Lemoine, ainsi formulés : « 1° Si le malade peut sortir de sa chambre, il passera sa journée sur un petit lit de fer ou une chaise longue, le corps chaudement enveloppé, une bouillotte d'eau chaude aux pieds, dans une chambre au midi, la fenêtre ouverte, en ayant soin que l'air ne vienne pas le frapper directement. En hiver, il agira de même, mais on aura soin d'entretenir un grand feu dans l'appartement, la fenêtre restant toujours ouverte. Les vérandas des maisons du nord de la France sont parfaites pour ce mode de traitement.

« La nuit, il changera de chambre, mais couchera la fenêtre à demi-ouverte, sauf par le temps de pluie ou de neige ; du feu sera entretenu dans cette chambre en hiver. »

2° S'il peut sortir, il passera sa journée dehors, dans un jardin, de dix heures du matin à six heures du soir environ, abrité du vent sous une petite tente ou, comme le conseille Daremberg, dans une petite guérite de bain de mer, dont il tourne le dos contre le vent. Le malade passera sa journée au repos, le corps bien enveloppé, et s'abstiendra de marche et d'exercice prolongé ; il parlera peu et ne lira guère. La marche ne sera permise qu'aux convalescents, ou mieux encore, qu'aux malades qui sont guéris de toute poussée aiguë. La nuit, le malade couchera la fenêtre à demi-ouverte. »

Hygiène de la peau. — Chez les malades qui ont de la fièvre et des sueurs : frictions de liquides alcoolisés, et chez ceux qui sont guéris, des lotions à l'eau froide chaque matin. Ces derniers prendront assez souvent des bains salés tièdes, de courte durée, suivis d'une friction.

Hygiène alimentaire. — Un phtisique qui mange bien a toutes les chances du monde de guérir ; il devra donc beaucoup manger, non pas seulement pour s'entretenir, mais pour se suralimenter. Son alimentation sera très variée, ses repas fréquents et les aliments très nourrissants. En dehors de trois repas copieux, composés au gré du malade, il devra goûter vers dix heures du matin et vers quatre heures du soir, et dans leurs intervalles il boira de temps en temps du lait ou du bouillon. Il fera largement usage des préparations de peptone, du jus de viande, de consommés, de viande crue, du lait et des œufs. Il pourra s'habituer à manger des œufs crus ; sous cette forme ils sont facilement avalés et rapidement digérés. Le malade doit toujours avoir à sa portée, sur une petite table, un pot de lait et un flacon de cognac ou de cordial de Révérend Alexis ; il boira un à deux litres de lait par jour, et prendra environ trois petits verres à liqueur de cognac ou de l'excellent cordial de Révérend Alexis.

Parmi les légumes, les féculents sont ceux qu'il

faut préférer : lentilles, haricots, pois secs cassés, farine de maïs, farines nutritives de Dubois, etc.

Les aliments gras sont utiles ; les poissons à l'huile et l'huile de foie de morue rendront de grands services.

La boisson se composera de vin de Bordeaux, environ une bouteille par jour ; la bonne bière et surtout la bière épaisse et mousseuse pourra constituer la boisson habituelle.

Vieillard. — La vieillesse amène avec elle des altérations des organes digestifs, occasionnés par la mastication incomplète, le défaut de mastication et de brassage des aliments, la diminution des sucs de l'estomac et des intestins, d'où aigreur, gonflement du ventre et de l'estomac, constipation, vertige, maux de tête, étourdissements, congestion du cerveau, etc. Les indigestions et la dyspepsie surviennent fréquemment chez les personnes privées de dents.

Le meilleur moyen de prolonger l'existence et d'éviter les malaises et les maladies, c'est de s'abstenir de tout ce qui peut ébranler l'organisme. La joie excessive aussi bien que la tristesse, les plaisirs exagérés aussi bien que la souffrance, l'alimentation trop abondante aussi bien que les privations, le travail exagéré aussi bien que l'oisiveté, la misère, les changements atmosphériques brusques, les veilles prolongées, le séjour dans une atmosphère chaude, confinée, enfumée, les spectacles, la colère, etc., abrègent la durée de l'existence.

Les besoins du vieillard étant moindres que dans l'âge adulte, l'alimentation sera réglée comme on la règle dans l'enfance. Il fera plusieurs repas par jour et mangera surtout peu à la fois ; le repas du soir ne sera jamais copieux. La nourriture sera prise parmi les aliments qui n'exigent pas un trop grand travail des organes digestifs. Le lait et ses préparations, les viandes tendres et bien cuites, volaille, gibier non faisandé ni mariné ; œufs peu cuits, à la coque, sur le plat, brouillés, au lait ; crèmes, pain blanc, gruau, soupes au pain et aux pâtes, bouillies avec des farines nutritives, purée de pomme de terre, macaroni, nouilles, cacao, poudre de viande, la viande hachée ou pulpée au moyen du pulpeur construit par Collin. Les poissons à chair blanche, merlan, sole, limande, huîtres, et les poissons d'eau douce moins l'anguille et la carpe.

Les légumes verts et herbacés : laitue, chicorée, épinards, artichauts, céleri, haricots verts, asperges, petits pois, potiron, carotte, betterave. Ces végétaux renfermant de la potasse en notable proportion, il est nécessaire de les cuire à l'eau salée.

Les fruits, pris modérément, ajoutent un utile complément aux matériaux des autres aliments ; ils ont pour effet de diminuer l'acidité des urines et d'en prévenir l'augmentation anormale, enfin de régulariser les évacuations.

Les condiments : ail, échalote, oignons, moutarde, câpres, cornichons verts, etc., conservés au vinaigre, seront pris avec réserve.

Être sobre de pâtissserie, de glaces et de boissons glacées.

Boissons. — L'usage modéré du vin convient au vieillard encore vert ; mais l'abus en est dangereux.

Les vins rouges vieux sont les vins toniques par excellence. Les vins de Bordeaux de préférence aux vins de Bourgogne, beaucoup trop capiteux. Le cidre de bonne qualité et les petites bières légères sont les seules boissons hygiéniques dont le vieillard devra faire usage.

Le café et le thé, pris avec modération, causent du bien-être, favorisent la digestion et donnent à la pensée plus de netteté.

Les alcooliques, pris en petites quantités accélèrent la digestion, relèvent les forces des individus épuisés par le travail, la diète, les privations; ils agissent très favorablement contre la faiblesse générale, la prostration et contre certaines sensations de froid qui indiquent un abaissement de la température normale. Le choix des alcooliques est très important. Il résulte des travaux et des expérimentations scientifiques de M. le professeur Laborde, de l'Institut, « que la plupart des liqueurs livrées à la consommation sont toxiques et dangereuses, d'autant plus dangereuses qu'elles dissimulent sous le masque alléchant d'un arome agréable leurs propriétés nocives ». De pareilles affirmations se passent de commentaires, et qu'il s'agisse de vieillards ou d'adultes, la conduite à tenir est celle-ci : Abstention absolue de toutes liqueurs fortes, préparées et débitées par l'industrie ; ainsi conclut le professeur André.

La digestion s'opère très favorablement par l'usage d'une infusion aromatique légère de thé, d'anis, de fenouil, de fleurs d'oranger, prise à une température aussi élevée que possible et peu de temps après un repas dont la digestion semble devoir être pénible. L'addition de quelques gouttes de vieux cognac ou une cuillerée de l'excellent cordial de Révérend Alexis [1] sera un complément qui doublera la valeur de l'infusion.

L'exercice est le précepte qui domine tous ceux qui se rapportent à l'hygiène de la vieillesse : les promenades à pied, le jardinage, les jeux : billard, boules, palet, quilles, les exercices gymnastiques.

Les bains tièdes sont de la plus grande utilité pour les vieillards, sur lesquels ils exercent une douce et salutaire excitation, surtout lorsqu'ils sont suivis de longues frictions.

Saignement de nez (*Epistaxis*). — Le saignement de nez, lorsqu'il est peu abondant et qu'il ne se renouvelle pas souvent, peut être abandonné à lui-même, surtout chez les sujets sanguins (pléthore) où il est en quelque sorte un dérivatif naturel. Mais si le saignement de nez est lié à des maladies comme les affections des reins, du foie, au scorbut et à la goutte, s'il est abondant et fréquent, il y a lieu de s'en préoccuper, car l'hémorragie répétée peut amener l'anémie, le dépérissement et la mort. Quelquefois le saignement de nez est entretenu par des petites ulcérations de la muqueuse nasale, par des fissures et par la présence de petits polypes nasopharyngiens.

1. Le cordial de Révérend seigneur Alexis est la seule liqueur vraiment hygiénique par excellence, c'est pourquoi j'en recommande bien volontiers l'usage à mes lecteurs âgés, affaiblis, surmenés et convalescents, qui ont besoin d'une boisson qui stimule l'appétit, favorise les fonctions digestives et soutienne les forces.

Presque toujours il est arrêté par l'un ou l'autre des moyens suivants : 1° Le sang sortant par une narine, élever le bras du côté de cette narine parallèlement à la tête et en le rapprochant aussi près que possible : garder cette position jusqu'à la fin de l'hémorragie. Si le sang sort par les deux narines, élever de la même façon les deux bras. Les compresses d'eau très froide sur le nez, le front et le haut de la tête contribueront au succès. 2° Faire deux ou trois injections coup sur coup avec du jus de citron, au moyen d'une petite seringue en verre. La seringue faisant défaut, aspirer fortement (renifler) par le nez le jus du citron placé dans le creux de la main ou dans une cuiller. 3° Le troisième moyen est indiqué par M. le professeur Piorry. Il consiste à pratiquer rapidement de très profonds soupirs. Ordinairement le saignement de nez cesse au bout de quelques minutes.

Dans les cas graves où ces moyens seraient insuffisants, il faudrait avoir recours au médecin, en le prévenant de l'abondance de l'hémorragie, afin qu'il puisse se munir des instruments et des hémostatiques destinés à arrêter cet écoulement de sang.

Afin d'éviter les récidives, on devra soigner l'état général du malade et combattre la cause : appauvrissement du sang, anémie, scorbut, maladies du foie, etc.

Sang (*Maladies du*). — Toutes les fois que le sang subit des altérations dans sa qualité et dans sa quantité, des maladies se produisent dont les conséquences sont subordonnées à ces altérations.

Lorsque la quantité du sang dépasse la quantité

normale, il en résulte une augmentation du volume du cœur et du foie, l'amplitude des vaisseaux, la coloration rouge ou violacée des tissus, et des congestions organiques toujours redoutables. Au contraire, si le sang est diminué dans sa qualité par un excès de sérum, on observe la décoloration des tissus, signe de chlorose, d'anémie, de chloro-anémie, etc., maladies graves par elles-mêmes et qui laissent l'économie sans force pour résister aux maladies qui surviennent.

En dehors des altérations qui lui sont propres, le sang en subit d'autres. Il est altéré par la bile, par les miasmes, par des substances délétères ou toxiques, par les privations, par des émotions violentes ou prolongées. Certaines altérations sont particulières à l'individu et engendrées par la résultante combinée des efforts de l'âge, du sexe et de la constitution robuste, molle, faible ou impure.

Toute maladie grave, qu'elle soit aiguë ou chronique, donne lieu à une altération primitive ou secondaire du sang. C'est en effet par le sang qu'existent et que se transmettent les diathèses (voir *Maladies chroniques*). Fut-il croisé avec le sang d'un individu bien portant, le sang vicié d'un individu atteint de névroses, de certaines maladies générales ou constitutionnelles dont la diathèse est grave, le sang vicié, dis-je, est héréditaire. Le descendant aura à l'état latent la maladie de l'un ou de l'autre ascendant : d'où le devoir impérieux pour les parents, dès la naissance de leurs enfants, de les soumettre à un régime et à une médication spéciale.

La guérison de certaines maladies du sang est longue et difficile, et il faut de la part du malade beaucoup de persévérance et d'exactitude dans l'emploi des moyens thérapeutiques, dans le régime et dans l'hygiène.

Le traitement varie selon la nature et les causes des altérations du sang, la durée antérieure de la maladie et l'état actuel du malade.

Lorsque le sang est en excès, recourir aux saignées générales et locales (sangsues, ventouses scarifiées), au régime végétal, au régime lacté et assez souvent aux purgatifs.

Contre l'anémie et la chlorose, il faut reconstituer le sang par un régime substantiel et varié ; les toniques, les fortifiants, le fer et le manganèse sous les formes les plus diverses, par l'exercice et la promenade au grand air, à la campagne, la gymnastique, l'hydrothérapie, etc. Dans les diathèses : scrofule, herpétisme, goutte, syphilis, tuberculose, etc., le traitement doit être approprié à la maladie originaire.

Sangsues. — Annélide employé en médecine pour extraire le sang des vaisseaux capillaires souscutanés, dans les cas de congestion et d'inflammation locales. On sait peu employer les sangsues. Avant de les appliquer, il est bon soit de les priver d'eau pendant une demi-heure, soit de les mettre dans une serviette très propre où on les laisse un quart d'heure ; pendant ce temps, la place où elles doivent être appliquées sera lavée à l'eau chaude et essuyée assez fortement pour devenir rouge. Placer alors les sangsues dans un verre bien net et préalablement rincé avec un peu de vin (mais non essuyé) et poser verre et sangsues sur l'endroit désigné. Les sangsues prennent très vivement et généralement mieux lorsqu'on les place dans une pomme creusée en façon de godet, mais en ménageant sur le bord une légère échancrure qui livrera passage à l'air. Pour les grandes surfaces, étendre sur la main une compresse humectée de vin, y mettre les sangsues, puis les appliquer sur la portion où elles doivent s'attacher. Pour les parties profondes, on se sert d'un tube en verre et, à défaut de tube en verre, d'une carte roulée en cylindre. Souvent les sangsues ne prennent pas si elles sont posées par un priseur, si celui qui les pose ou si le malade est malpropre, et si sur l'endroit où elles doivent agir on a mis du lait ou un liquide sucré. Il ne faut jamais arracher les sangsues. On leur fait lâcher prise en repoussant leur extrémité anale avec l'ongle d'un doigt, ou en les touchant avec de l'eau salée, d'une pincée de sel fin, de cendres de bois, de tabac à priser. On entretient l'écoulement du sang avec une éponge et de l'eau tiède, des cataplasmes de farine de lin, des compresses trempées dans l'eau tiède et tordues, et des ventouses. Au contraire, on arrête le sang au moyen d'amadou, d'alun en poudre, de colophane en poudre, de compresses en plusieurs doubles sur lesquelles on passe un fer à repasser chaud, ou enfin d'une pointe de fer ou d'acier rougie à blanc et dont on cautérise la petite plaie.

Si une sangsue s'est introduite dans une cavité quelconque (bouche, nez, vagin, rectum), on l'en délogera promptement par un gargarisme ou une

injection d'eau fortement salée. D'ailleurs, une
onction huileuse ou vineuse sur les bords de la
cavité empêchera la sangsue d'y pénétrer.

Pour faire dégorger les sangsues, afin de s'en servir de nouveau, on les dépose dans de l'eau légèrement tiède et salée. Dès que le dégorgement est
opéré, on les enferme dans un bocal d'eau pure et
fraîche que l'on renouvellera au moins deux ou trois
fois par semaine.

Seins (*Gerçures des*). — Huile de ricin, 5 grammes; sous-nitrate de bismuth, 5 grammes; mêler.
Faire les applications de cette mixture après un
lavage à l'eau boriquée tiède. Cette mixture calme
rapidement la douleur et elle a aussi pour avantage
de pouvoir être laissée en place lorsqu'on désire
donner le sein à l'enfant.

Secrètes (*Maladies*). — On donne ce nom aux
maladies contagieuses des organes génito-urinaires
des deux sexes.

Aux symptômes qu'éprouvera le malade il lui
sera facile de reconnaître l'affection dont il est
atteint. Il devra agir vite et se méfier de guérisons
trop rapides pour n'être pas sans danger et pour ne
pas laisser de cuisantes traces.

Au début de la maladie, prendre des boissons
émollientes et diurétiques, des grands bains chauds.
S'abstenir d'aliments trop relevés, de boissons stimulantes et alcooliques.

Sinapisme. — Topique destiné à produire une
révulsion sur la peau. Il rend les plus grands services dans les congestions, oppressions, douleurs rhumatismales, points de côté, goutte, maladies du

cœur et de l'estomac, affections rhumatismales, pulmonaires et cérébrales, etc.

On le prépare en délayant de la farine de moutarde pure avec de l'eau tiède (ne devant pas dépasser 35 à 40° centigrades et dans laquelle il ne faut jamais ajouter de vinaigre), de façon à former une bouillie épaisse que l'on étend sur un linge fin. On replie les bords de ce linge, afin d'empêcher la pâte de s'étendre au-delà du point sur lequel on veut agir, et on applique le sinapisme sur la peau.

Le temps pendant lequel doit durer le contact ne peut être déterminé rigoureusement, car l'effet varie selon l'âge et les individus. La durée moyenne est de quinze à vingt minutes. Mais on retirera le sinapisme lorsque le malade se plaindra beaucoup et que la peau à l'endroit du sinapisme sera devenue rouge cerise. Quand on pose un sinapisme à une personne qui a perdu connaissance, il faut surveiller le topique avec soin. La rubéfaction prolongée pourrait devenir brûlure, vésicatoire et plaie avec eschare.

Le sinapisme retiré, laver la place avec de l'eau tiède et alors seulement essuyer légèrement avec un linge sec. Si l'irritation est trop vive, placer sur la partie sinapisée un linge enduit de cérat ou de vaseline boriqués, d'huile à manger que l'on recouvrira d'une carde d'ouate hydrophile. Si la douleur est opiniâtre, onctions avec huile de jusquiame ou la pommade suivante : onguent populeum, 25 grammes ; laudanum de Sydenham, 2 grammes.

Lorsqu'on ne veut produire qu'une rubéfaction peu intense, on a recours au cataplasme sinapisé.

On le prépare en étendant, sur un linge de mousse-line, une légère couche de farine de moutarde (de l'épaisseur d'une pièce de cinq francs), qu'on recouvre d'un cataplasme de farine de lin. On peut aussi délayer ensemble farine de lin et farine de moutarde, dans des proportions qui varieront avec l'effet que l'on veut obtenir.

Le cataplasme sinapisé, lorsqu'il enveloppe les pieds comme un chausson, est très utile pour produire une dérivation de congestions et pour provoquer les règles. Si la farine de moutarde fait défaut, le cataplasme se fait avantageusement avec de l'eau salée, du vinaigre et la farine de lin, et s'applique très chaud.

Sueurs odorantes du corps. — La sueur de certaines personnes répand une odeur sûre très désagréable. Cette odeur disparaît en appliquant sous les aisselles, au moyen d'une houppe à poudre de riz ou d'un petit tampon d'ouate, la composition suivante : poudre de riz, 3o grammes ; sous-nitrate de bismuth, 15 grammes ; poudre de talc de Venise, 5 grammes ; permanganate de potasse, 5 grammes.

Contre la transpiration des mains, voici un moyen que son auteur recommande, après l'avoir employé lui-même avec plein succès ; 1° biborate de soude et acide salicylique, de chacun 7 grammes 5o centigrammes ; acide borique, 2 grammes ; glycérine pure et alcool à 9o°, de chacun 3o grammes ; vanilline, quantité suffisante ; se frotter les mains avec ce mélange trois ou quatre fois par jour ; 2° glycérine pure, 3o grammes ; alcool, 2o grammes ; eau de Cologne, 1o grammes ; borax, 15 grammes ; acide borique, 5 grammes ; acide salicylique, 5 grammes ; frictionner les mains trois ou quatre fois par jour.

Contre la transpiration des pieds, accompagnée ou non d'odeur fétide, on emploiera le moyen indiqué ci-dessus ou la recette suivante : 1° pommade, solution saturée d'acide borique dans glycérine pure, 30 grammes ; ajoutez cire blanche et blanc de baleine parties égales, et essence de bergamote en quantité suffisante pour une pommade de consistance crémeuse, dont on fera une application sur les pieds, entre les doigts et sous la plante des pieds, le matin et le soir. On peut encore employer avec succès les moyens suivants : 1° après avoir bien lavé les pieds à l'eau savonneuse, les saupoudrer, lorsqu'ils sont secs, avec de l'oxyde blanc de zinc en poudre. Ordinairement, deux ou trois applications suffisent pour amener la guérison d'une façon définitive ; dans quelques cas, la guérison est moins rapide, mais elle est bientôt aussi satisfaisante que possible ; 2° perchlorure de fer, 15 grammes ; glycérine, 5 grammes ; essence de bergamote, 10 grammes ; tremper un pinceau dans cette mixture, et le promener sous la plante des pieds et entre les doigts de pieds. Quatre à six applications suffisent pour se débarrasser de cette désagréable incommodité.

Tisane. — Boisson préparée par solution, infusion, décoction et macération de substances végétales, minérales ou animales. Elle est un aliment, remède de la soif et moyen de guérison. En général, on sait mal préparer les tisanes ; d'où leur inefficacité presque constante.

Tisane par solution. — Faire dissoudre dans de

l'eau, à froid. miel, sirop, manne, vinaigre, acides végétaux, minéraux, salins, etc. Exemple : tisane laxative par infusion : crème de tartre, 80 grammes ; sucre, 80 grammes ; eau, 1 litre ; une verrée chaque matin.

Tisane par infusion. — On place dans un vase les substances requises, sur lesquelles on verse de l'eau bouillante ; on laisse infuser un quart d'heure, et on passe au travers d'une passoire fine ou d'un linge fin. La durée de l'infusion est subordonnée à la nature des plantes. Elle est plus longue pour les graines et les racines que pour les feuilles et les fleurs.

La dose ordinaire par litre d'eau est de 10 à 15 grammes pour les fleurs ; de 15 à 20 grammes pour les feuilles, et de 20 à 30 grammes pour les racines. Elle sera d'autant plus réduite que la substance est plus énergique. Avant de les soumetttre à l'infusion ou à la décoction, il est nécessaire de laver à l'eau chaude les plantes ligneuses, dures et compactes, qui, sans cette précaution, communiqueraient à la tisane une saveur désagréable. Tisane de camomille : camomille romaine, 10 grammes ; eau bouillante, un litre ; infuser une heure et passer. Tisane d'anis : anis vert ou badiane, 10 grammes ; eau bouillante, 1 litre, infuser deux ou trois heures, passer. Tisane de bourgeons de sapin : bourgeons de sapin, 20 grammes ; eau bouillante, un litre ; infuser trois heures, passer.

Tisane par décoction. — Elle se prépare en faisant bouillir semences, racines, bois, écorces et feuilles. On a recours à la décoction, quand les principes médicamenteux que l'on veut extraire ne peuvent se dissoudre que par l'action prolongée de l'eau et de la chaleur.

Tisane de chiendent : chiendent coupé en morceaux de deux centimètres, 20 grammes ; eau, 1 litre et demi. Faire bouillir jusqu'à réduction à 1 litre ; Passer. Tisane de lichen d'Islande : lichen d'Islande, 15 grammes ; verser sur le lichen 1 litre et demi d'eau bouillante, agiter fortement et jeter le liquide ; mettre le lichen dans une seconde eau, faire bouillir jusqu'à réduction à 1 litre ; passer en pressant le lichen.

Tisane par macération. — Pour extraire à froid le principe soluble d'une substance médicamenteuse (racine, bois, écorce, semence), on place dans l'eau, le vin ou l'alcool, cette substance concassée ou grossièrement pulvérisée, et on l'y laisse baigner à la température ambiante pendant un temps plus ou moins long, vingt-quatre heures, huit jours et même plus ; passer.

Macération tonique et apéritive : écorce d'orange amère, 10 grammes ; gentiane, 5 grammes ; quinquina gris, 10 grammes ; le tout concassé ; faire macérer pendant quarante-huit heures dans 1 litre d'eau froide ; passer ; un verre à madère une heure avant le repas.

Vin de gentiane : gentiane concassée, 30 grammes ; alcool, 50 grammes (ou eau-de-vie, 100 grammes) ; vin rouge ou blanc, 1 litre ; faire macérer la gentiane vingt-quatre heures dans l'alcool, ajouter le vin ; laisser en contact pendant dix jours, en agitant de temps en temps, et filtrer ; un verre à madère au commencement du repas. (Voir *hygiène, apéritifs* et *embarras gastrique.*) Le vin de quinquina se prépare exactement de la même manière.

Tour de reins. — (Voir *Lumbago.*)

Ulcère. — L'ulcère est déterminé par un vice local, ou il est inhérent à l'économie générale par suite de diathèse. Avec des caractères divers, il se rencontre chez les scrofuleux, les scorbutiques, les variqueux, les syphilitiques, les cancéreux, chez les personnes d'une propreté douteuse, et chez celles qui languissent par suite de mauvaise alimentation ou d'écart de régime.

Il apparaît sur la peau ou sur les muqueuses. Il est constitué par une plaie irrégulière qui, au début, est à fond grisâtre et d'où suinte une humeur semblable à du pus. Cette suppuration et cette inflammation, en devenant chroniques, empêchent le travail réparateur de la cicatrisation. Souvent l'ulcère est entretenu par le défaut de soins et de précautions. On se trouvera toujours bien des lotions chaudes faites avec une décoction de feuilles de noyer, de morelle noire et de fleurs de sureau; de cataplasmes de farine de seigle préparés avec la même décoction, et de cataplasmes de fécule préparés avec de l'eau boriquée. Dans un grand nombre de cas, on obtient de bons résultats en faisant des embrocations (voir *Onction*) avec un mélange de neuf parties d'huile de foie de morue, et une partie d'extrait de saturne; deux fois par jour.

Si ces moyens sont insuffisants, l'ulcère est du ressort du médecin. De cause locale, il sera soigné par un traitement local, aidé, s'il y a lieu, d'un traitement général destiné à dépurer le sang vicié :

chronique, par un traitement général, les dépuratifs végétaux et minéraux, les purgatifs, les tisanes amères ; et s'il dérive de scrofules, syphilis, cancer, scorbut, etc., outre les soins de propreté, il sera combattu par le traitement spécial à la diathèse. Mais si l'ulcère est de vieille date, et si la suppuration est devenue une fonction, il est imprudent de le faire disparaître sans l'avis du médecin ; sa suppression brusque peut avoir pour conséquences la pneumonie, des congestions, des diarrhées chroniques, etc. De plus, l'ulcère en voie de guérison subit des rechutes, récidive, et se reproduit sur un point voisin au moindre excès et au moindre manque de soins. Toutefois, une médication raisonnée et progressive rencontre bien peu d'ulcères rebelles.

Ventouse. — Chauffer légèrement un verre à liqueur ou un verre à boire ; y allumer un peu de papier, d'étoupe ou d'ouate imbibée d'alcool, et appliquer immédiatement sur la peau. On peut encore placer sur la peau deux, trois ou quatre petites veilleuses de cire, les allumer et les recouvrir du verre ou de la cloche à ventouses. L'air étant raréfié, la peau soustraite à la pression atmosphérique ne tarde pas à rougir et à se gonfler par l'afflux des humeurs ; sang, sérosité, pus, virus, lait, selon que l'on agit sur un point congestionné, purulent, imprégné de virus ou de venin, ou sur les seins quand se produit leur engorgement et qu'il y a lieu d'en retirer l'excès de lait. L'effet produit, on enlève les ventouses en déprimant la peau sur un des points de la circonférence du verre.

Vers intestinaux. (*Ascarides, oxyures vermiculaires, ténia.*)

1° **Ascarides.** — Ces vers habitent l'intestin. Par leur forme, ils rappellent assez exactement les vers de terre, que l'on trouve communément dans les jardins. Ces vers sont le résultat de l'alimentation par les fruits et les légumes crus. Les ascarides ne donnent pas souvent lieu à des malaises ; mais, cependant, ils occasionnent parfois des coliques, de la diarrhée, des vomissements, de la fièvre simulant la fièvre muqueuse. Dans certains cas, ils remontent dans l'estomac, d'où ils peuvent être expulsés par le vomissement.

Les enfants qui ont des ascarides manquent d'appétit ; ils ont des coliques, la langue blanche, et tantôt de la constipation, tantôt de la diarrhée.

Traitement. — Après avoir reconnu la présence des vers, on emploiera : la mousse de Corse (de 5 à à 15 grammes) en décoction ; le semen-contra en graine, 2 à 10 grammes, et la poudre, de 1 à 5 grammes, dans du miel ou de la confiture. La santonine pulvérisée, à la dose de 1 centigramme par année d'âge de l'enfant, jusqu'à 10 ou 15 centigrammes au plus, à moins d'avis contraire du médecin. On peut associer ce dernier médicament au calomel ; mais, dans ce cas, le médicament devra être donné dans une cuillerée de miel, de lait ou d'eau sucrée. L'administration d'un vermifuge sera suivie d'une purgation ; le calomel sera employé de préférence ; on pourra donner l'huile de ricin, la poudre de scammonée à des doses appropriées à l'âge et à l'état de l'enfant.

Oxyures vermiculaires. — Ces très petits vers habitent de préférence la dernière portion du gros intestin et le rectum, et il n'est pas rare, chez les petites filles, de les voir aller jusque dans la vulve, où ils déterminent de vives démangeaisons. De là le point de départ des mauvaises habitudes.

Traitement. — On combattra ces vers avec les vermifuges indiqués plus haut. On aura de plus à combattre les démangeaisons ; pour cela on utilisera les lavements d'eau froide, les lavements avec la décoction de tanaisie (8 ou 10 grammes) ; de suie, 10 à 15 grammes ; d'ail, 6 gousses ; d'absinthe, 10 grammes, pour un litre d'eau. On peut encore employer avec succès la pommade suivante : onguent napolitain, 10 grammes ; onguent populeum, 10 grammes ; pommade camphrée, 10 grammes : en onction au niveau de l'anus.

Ténia (*Ver solitaire*). — Le ver solitaire se produit sous l'influence de la mauvaise alimentation et d'aliments contenant des larves de ce ver, et c'est ce qui arrive quand on mange de la viande crue de porc ladre, de bœuf cru, de poissons ayant le ténia.

Le ver solitaire est aplati, étroit, ressemble à un ruban, et il est composé d'anneaux dont chacun forme un animal complet. Sa longueur varie de 3 à 15 mètres. La tête, très petite, est un peu renflée ; le cou est très étroit et allongé.

Le ver solitaire produit des picotements, des douleurs gastralgiques avec sentiment de brûlure dans l'estomac et l'œsophage, un appétit souvent exagéré, des nausées, des coliques, des vomissements, des convulsions épileptiformes, des démangeaisons à l'anus et quelquefois des hémorragies intestinales. Lorsqu'on soupçonne le ver solitaire, il faut faire examiner les matières, soit à l'œil nu ou au microscope pour y trouver les œufs.

Traitement. — Chez les enfants on emploiera avec beaucoup de succès : 1° extrait de fougère mâle, 2 grammes ; huile de ricin, 15 grammes ; sirop de menthe, 20 grammes : à prendre en deux fois le matin à jeun ; — 2° semences de citrouilles ou de courges mondées, 40 à 60 grammes ; sucre en poudre, 50 grammes : pilez pour faire une pâte qui sera donnée le matin à jeun. Avant d'administrer un vermifuge, il est préférable de mettre l'enfant à la diète lactée la veille, et de lui donner le médicament à jeun. Enfin on fera suivre ce dernier de l'administration d'un purgatif (huile de ricin).

Chez l'adulte, le ver solitaire sera traité par le kousso, à la dose de 20 grammes de fleurs pulvérisées, en infusion pendant un quart d'heure dans un grand verre d'eau pris à jeun. Une heure après l'ingestion du médicament, prendre de 50 à 60 grammes d'huile de ricin. On peut employer avec le même succès : 1° la racine de fougère mâle desséchée et récente, à la dose de 20, 25 à 30 grammes, en décoction ; — 2° l'écorce de racines de grenadier, à la dose de 40 à 60 grammes, en décoction dans deux verres d'eau, faire bouillir, passer sur un linge : à prendre le matin à jeun et se purger une heure après. En cas d'insuccès, ne pas recourir aux substances trop actives sans le conseil du médecin.

Verrues *multiples de la face.* — Pour les détruire, le docteur Kaposi emploie de préférence la préparation suivante : soufre pulvérisé, 10 grammes ; glycérine pure, 25 grammes ; acide acétique pur concentré, 5 grammes. On applique cette pâte sur chaque verrue, au moyen d'un pinceau ou étalée sur de petits carrés de toile. On la laisse toute la nuit sur les verrues et on l'enlève le matin. Après plusieurs jours d'application, les verrues se dessèchent, se flétrissent, prennent une coloration bleuâtre et finissent par se détacher,

Vertige. — Voir les objets tourner devant les yeux, se sentir tremblant, menacé de tomber, et être obligé de chercher un appui, c'est avoir le vertige.

Dans le vertige, le malade est pris subitement de faiblesse avec tournoiement de tête, éblouissements et tintements d'oreilles ; tous les objets tournent ou fuient devant lui, s'élèvent ou s'abaissent et se renversent ; sa pensée s'égare, et croyant tomber par terre, il s'appuie sur tous les objets qu'il trouve à sa portée. Cet état dure quelques secondes ou une minute au plus, et tout rentre dans l'ordre.

Les causes les plus fréquentes du vertige sont : les maladies du cerveau, les maladies de l'estomac, les maladies de l'oreille, l'anémie, la chlorose, le tempérament sanguin, la difficulté des évacuations, les vers intestinaux.

Le traitement consistera à combattre la cause qui produit le vertige. Le médecin seul pourra en formuler les indications utiles.

Vésicatoire. — Médicament externe employé comme dérivatif et résolutif.

L'application du vésicatoire est simple ; cependant elle n'est pas toujours bien faite.

A l'endroit désigné, frotter la peau jusqu'à produire un peu de rougeur, poser le vésicatoire et le faire adhérer en le comprimant avec la main. On le maintiendra en place par deux bandes de sparadrap (ou diachylon) de un centimètre de largeur, mises en croix et dépassant de trois ou quatre centimètres les bords du vésicatoire. Une compresse épaisse et une bande compléteront l'appareil.

La durée pendant laquelle on laisse agir le vésicatoire est variable. Elle est de deux, quatre ou six heures, selon l'âge, pour les enfants qui devront être surveillés de très près. Pour l'adulte, elle est de six à neuf heures. Elle peut aller jusqu'à douze heures, mais alors le vésicatoire est plus douloureux, il est plus sujet à produire des accidents de la vessie (difficulté et impossibilité d'uriner). et la plaie est plus longue à sécher. L'effet produit, le vésicatoire est enlevé et remplacé par un cataplasme de farine de lin chaud ou de mie de pain bouillie dans du lait. Au bout d'une heure, ôter le cataplasme et percer la phlyctène (cloche) ou la couper à sa partie déclive avec des ciseaux, en étanchant la sérosité. Puis avec du papier brouillard enduit de cérat boriqué ou de vaseline boriquée, ou encore avec du beurre très frais, recouvrir l'endroit mis à vif. Quand la plaie commence à sécher, aux corps gras on substitue la poudre d'amidon couverte d'ouate hydrophile.

Si le vésicatoire doit être entretenu, la peau de l'ampoule sera enlevée complètement; et la plaie pansée, soit à l'aide de pommade épispastique (la jaune est moins active que la verte) étendue sur du papier brouillard, soit à l'aide de papiers suppuratifs préparés à cet usage.

Chez certaines personnes, le vésicatoire produit de vives douleurs du bas-ventre, ainsi qu'une très grande et très douloureuse difficulté d'uriner (cystite du col de la vessie). En ce cas, sur le bas-ventre, onctions d'huile de camomille fortement camphrée et laudanisée, et cataplasmes de farine de lin. Le malade boira, pure ou avec du lait chaud, de la tisane de chiendent et de queues de cerises : une poignée de chaque pour un litre d'eau. Laisser bouillir une demi-heure.

Vomitif. — Substance qui provoque le vomissement. On utilise les vomitifs dans l'indigestion, l'empoisonnement, l'embarras gastrique, les maladies de la gorge et de la poitrine, dans la période catarrhale de la coqueluche, le croup, afin d'expulser de l'estomac, des bronches et du larynx, les aliments, le poison, les corps étrangers, la bile, les mucosités et les fausses membranes ; au début des maladies aiguës et de la fièvre typhoïde, etc.

Les vomitifs les plus employés sont : 1° l'émétique, à la dose de 5 à 15 centigrammes dans un demi-verre d'eau tiède légèrement sucrée, à prendre en deux ou trois fois à cinq minutes d'intervalle ; ne pas boire avant d'avoir vomi, si on ne veut pas transformer le vomitif en purgation. 2° L'ipécacuanha (par abréviation ipéca), de 1 à 2 grammes, à prendre en trois fois à cinq minutes d'intervalle comme pour l'émétique.

Pour les très jeunes enfants, on emploie le sirop d'ipéca. Une cuillerée à café toutes les cinq minutes jusqu'à vomissement. Plus tard il est utile d'ajouter de 5o centigrammes à 1 gramme de poudre d'ipéca par 3o grammes de sirop. Le bain de pieds produit d'excellents effets après le vomitif, qu'il est préférable d'administrer le soir, pour que le malade puisse se reposer la nuit; le lendemain matin, se purger avec 3o ou 45 grammes de sulfate de soude, à prendre dans une tasse de thé. En administrant ainsi le vomitif et en le faisant suivre d'une purgation, on peut conjurer nombre de maladies.

TROISIEME PARTIE

LES MÉDICAMENTS CHEZ SOI

Acide borique. — On prépare l'eau boriquée en faisant dissoudre de 20 à 40 grammes d'acide borique dans un litre d'eau bouillante. Cette solution est très employée en injections, en lotions et en instillations dans les maladies des paupières et des yeux; en gargarisme de la gorge et en rinçage de la bouche; en lavage des plaies; en collutoires — acide borique, 10 grammes; glycérine, 50 grammes — pour badigeonner la gorge contre les amygdalites et les maladies de l'arrière-gorge; en pommade, mélangé à la vaseline ou au cérat, pour le pansement des vésicatoires et des plaies.

Acide phénique. — L'acide phénique, employé à dose modérée, rend de très grands services. A moins d'avis contraire du médecin, on devra s'en tenir aux proportions suivantes : acide phénique médicinal, 10 grammes; eau, un litre : pour usage externe. En compresses sur les brûlures récentes; en gargarisme dans les maladies de la gorge; en compresses et en pulvérisation contre les furoncles et les anthrax; en lotions et nettoyages des plaies de mauvaise nature; pour la désinfection des crachoirs. des vases de nuit, des cabinets d'aisances et des habitations occupées par des malades atteints de maladies épidémiques et contagieuses.

Alcool camphré. — Alcool à 90°, 450 grammes; camphre, 50 grammes : faire dissoudre. S'emploie en fomentations, en frictions, en compresses, pur ou étendu d'eau, contre les douleurs, le rhumatisme, le panaris au début, et pour préparer l'eau sédative.

Bicarbonate de soude. — A l'intérieur, dans les aigreurs et les renvois acides, à la dose de 2 à 5 grammes par jour; dans les engorgements du foie, de 3 à 6 grammes par jour; dans les concrétions biliaires, la gastralgie et dans le diabète, le bicarbonate est des plus utiles : il favorise la digestion des matières grasses et sert au nettoyage de la bouche chez les malades. Au point de vue culinaire, il a l'avantage de corriger l'acidité de certains légumes (tomate, rhubarbe fraîche, oseille) et des fruits acides dont ne pourraient faire usage un certain nombre de malades. La dose à employer varie avec le volume de la matière à traiter, de quelques pincées à plusieurs cuillerées à café.

Camphre. — Il s'emploie à l'intérieur contre les maladies nerveuses, les maladies putrides, vermineuses, rhumatismales, et la goutte. A l'extérieur, dissous dans l'alcool, il sert à la préparation de l'alcool camphré, de l'eau-de-vie camphrée, de l'eau sédative, etc. En pommade on s'en sert comme topique contre les douleurs.

Eau albumineuse. — Prenez 4 blancs d'œufs, 50 grammes de sucre, une cuillerée à café d'eau de fleurs d'oranger. Battez les blancs d'œufs dans un peu d'eau; ajoutez peu à peu le reste de l'eau, agitez vivement et passez. Très utile dans la diarrhée et la dysenterie de l'adulte et de l'enfant. A prendre par verre dans la journée. Pour les enfants, l'eau albumineuse sera mêlée au lait du biberon.

Eau blanche (*Eau de Goulard, Eau végéto-minérale*). — Extrait de saturne, 20 grammes ; alcool de vulnéraire, 40 grammes ; eau filtrée, 1 litre. On peut ajouter 60 grammes d'eau-de-vie camphrée et de 5 à 10 grammes de laudanum par litre. Excellente préparation pour le pansement des entorses, foulures, contusions, coups, chutes, etc. C'est le meilleur résolutif quand il y a gonflement et extravasion du sang. Cette eau ne devrait jamais manquer dans la pharmacie d'urgence.

Eau de chaux. — Arrosez de la chaux vive (gros comme un gros œuf) d'eau de pluie ou de rivière, en quantité suffisante pour l'éteindre. La poudre qui en résulte est introduite dans un bocal et lavée avec 30 ou 40 fois son poids d'eau. On rejette cette première eau lorsque la chaux est bien déposée, et on met de la nouvelle eau dans la proportion d'au moins 100 fois le poids de la chaux. Agiter de temps en temps. L'eau de chaux ainsi préparée se conserve très longtemps. Elle est employée comme absorbante, antiacide dans les aigreurs et les brûlures à l'estomac ; dans le météorisme (ballonnement du ventre), les diarrhées séreuses, l'antérite chronique, les vomissements incoercibles. A l'extérieur, en lotions contre les maladies de peau chroniques, et surtout contre les brûlures dont elle est le meilleur remède, mêlée à l'huile d'amandes douces. A défaut d'huile d'amandes douces, on peut employer de l'huile à manger. Ce mélange constitue le liniment oléo-calcaire. Huile d'amandes douces, 100 grammes; eau de chaux, 900 grammes; agitez vivement et, après une minute de repos, laissez écouler l'eau et recueillez la masse crémeuse qui doit seule être employée. Couvrez de cette bouillie la brûlure et appliquez par dessus plusieurs épaisseurs d'ouate. Renouvelez le pansement matin et soir.

Eau de goudron. — Goudron de Norvège, une cuillerée à café; sciure de bois de sapin, une grande cuillerée à soupe; mêlez le goudron à la sciure à l'aide d'une spatule, de façon à faire une poudre (et non une pâte) que l'on mettra dans un litre d'eau de bonne qualité (de source, de pluie ou de rivière). Laissez en contact pendant quarante-huit heures, en agitant de temps en temps, et filtrez après repos. On augmente les propriétés et la valeur de l'eau de goudron en ajoutant à la macération une cuillerée à soupe du mélange suivant : teinture de baume de tolu, 60 grammes; teinture de benjoin, 30 grammes; mêlez. On boit l'eau de goudron comme tisane, pure ou mêlée à du lait chaud, dans la bronchite chronique, les rhumes négligés, la phtisie pulmonaire et dans le catarrhe de la vessie. Elle prévient la reproduction des clous (furoncles).

Eau-de-vie camphrée. — Eau-de-vie à 60°, 1 litre; camphre en poudre, 25 grammes. Employée en frictions et en compresses résolutives contre les douleurs rhumatismales de médiocre intensité.

Eau sédative. — Alcali volatil, 60 grammes; alcool camphré, 10 grammes; sel gris de cuisine, 2 cuillerées à soupe; eau ordinaire, 1 litre. Faire dissoudre le sel dans l'eau, filtrer et ajouter l'alcool camphré et l'alcali. Agiter avant de s'en servir. Elle s'emploie en compresses contre les maux de tête, la migraine, les congestions cérébrales, les rhumatismes.

Émétique. — C'est un des médicaments qui ne devraient jamais manquer à la maison. Il se prend à la dose de 5 à 15 centigrammes (selon l'âge du sujet) dans un demi-verre d'eau sucrée tiède, en deux fois, à dix minutes d'intervalle; il ne faut boire de l'eau tiède que lorsque le vomitif produit son effet, plus tôt il serait noyé par une plus grande quantité d'eau et il produirait un effet purgatif. C'est le meilleur remède de l'embarras gastrique et du début de la fièvre typhoïde. Employé avec succès contre les empoisonnements et les indigestions.

Éther. — Il s'emploie en aspiration contre les défaillances et les syncopes; en aspersion sur le front contre la migraine; en gouttes sur du sucre dans les attaques de nerfs et les digestions difficiles; sous forme de sirop, par petites cuillerées à café, contre les convulsions chez les enfants; en solution dans un mélange d'alcool et d'eau contre les spasmes et les névroses.

Extrait de Saturne. — Très employé à l'extérieur étendu d'eau (voir *Eau blanche, eau de Goulard*), en collyre (15 à 20 gouttes dans un verre d'eau pure) dans les inflammations des yeux, lotions, compresses, pommades astringentes et siccatives contre les brûlures et les plaies.

Huile d'amandes douces. — Cette huile très adoucissante est employée à l'intérieur à la dose de

5 à 20 grammes chez les très jeunes enfants comme laxatif, pure ou mélangée au sirop de chicorée; en lavements, en onctions adoucissantes, en liniments et comme véhicule de substances plus actives.

Huile camphrée. — Huile d'amandes douces ou huile à manger, 100 grammes; camphre en poudre, 12 grammes; faire dissoudre au bain-marie. Employée contre les douleurs rhumatismales, le ballonnement du ventre, la difficulté d'uriner.

Huile de camomille. — Camomille romaine, 10 grammes; huile d'olive et, à défaut, huile d'amandes douces ou huile à manger, 100 grammes. Faites digérer pendant deux heures dans un vase couvert au bain-marie, en agitant de temps en temps, passer avec expression et filtrer.

Huile de camomille camphrée. — Huile de camomille (comme ci-dessus), 90 grammes; camphre, 10 grammes; faire dissoudre au bain-marie. En frictions calmantes et résolutives.

Huile de foie de morue. — L'huile de foie de morue blanche ou blonde sera préférée à la brune. On diminue considérablement sa saveur et son odeur désagréables en y introduisant quelques gouttes d'essence d'amandes amères, et elle sera beaucoup mieux supportée si elle est prise immédiatement avant les repas. L'huile de foie de morue mélangée avec moitié, un tiers ou un quart d'eau seconde de chaux et aromatisée avec l'essence d'amandes amères et du rhum est généralement bien acceptée et bien digérée. On la donne à la dose de 20 à 60 grammes par jour, dans la scrofule, le rachitisme, la bronchite chronique, la phtisie pulmonaire (contre cette dernière maladie on peut ajouter avec avantage 10 grammes de créosote de hêtre par litre d'huile de foie de morue), la goutte, le rhumatisme chronique et dans certains dépérissements causés par des maladies chroniques.

Ipécacuanha (*Ipéca*). — La poudre d'ipéca est le vomitif ordinaire des enfants. On la donne à la dose de 10 à 50 centigrammes et même plus, suivant l'âge. Chez l'adulte, on l'administre dans les empoisonnements, les indigestions, les embarras gastriques; dans les fièvres éruptives, la diarrhée, la dysenterie, à la dose de 2 à 3 grammes, et comme expectorant sous forme de pastilles.

Laudanum. — Le laudanum est l'un des plus utiles médicaments; il est indiqué dans toutes les affections douloureuses, dans lesquelles il procure un soulagement rapide; dans les maladies spasmodiques, comme calmant du système musculaire; contre certaines douleurs de l'estomac, pour calmer les coliques, etc. La dose pour les adultes est de 20 à 30 gouttes par jour, par fraction de 5 gouttes à la fois dans une infusion de tilleul et de feuilles d'oranger ou dans du thé; en lavement, 10 à 20 gouttes dans un véhicule approprié (eau de guimauve, eau de riz, etc.).

Magnésie calcinée. — La magnésie est, suivant les doses, simplement absorbante, antiacide ou purgative. Elle sature les acides du suc gastrique et rend ainsi de grands services dans la dyspepsie avec renvois acides et sentiment de brûlure dans l'estomac. Comme purgatif, de 2 à 4 grammes pour les enfants et de 8 à 12 grammes pour les adultes.

Elle se prend délayée dans de l'eau sucrée ou dans du lait. Comme laxatif, une grande cuillerée à café avant le dîner. C'est le meilleur contre-poison de l'arsenic et des acides toxiques en général.

Pommade camphrée. — Graisse de porc fraîche, 100 grammes; camphre en poudre, 30 grammes; faire fondre au bain-marie. En frictions contre les douleurs rhumatismales.

Rhubarbe pulvérisée. — La rhubarbe, prise à la dose de 30 à 60 centigrammes, agit comme stomachique, tonique, stimule l'appétit et facilite les évacuations; de 1 à 4 grammes, elle produit un effet purgatif sans irritation.

Sparadrap. — Toile recouverte d'un emplâtre agglutinatif, servant à rapprocher les lèvres d'une plaie. Faire chauffer légèrement au moment de l'application.

Sulfate de soude. — Très bon purgatif à la dose de 30 à 60 grammes, que l'on fera dissoudre dans un demi-litre d'eau contenant du jus de citron. Il est employé comme laxatif à la dose d'une grande cuillerée à café dans un demi-verre d'eau ou de thé léger, tous les matins, une demi-heure avant le premier déjeuner. En lavement purgatif, la dose est de 30 à 60 grammes pour un demi-litre d'eau tiède.

Vin apéritif. — Faire macérer pendant vingt-quatre heures dans 3/4 de verre de bon cognac ou d'eau-de-vie : gentiane coupée en menus morceaux, petite centaurée coupée et houblon, de chaque, 5 grammes; ajoutez 1 litre de vin blanc (ou d'eau sucrée); laissez en contact pendant huit jours; passez avec expression et filtrez. Un verre à madère une heure avant les principaux repas pour stimuler l'appétit.

Vin de gentiane. — Racine de gentiane, 3o grammes; eau-de-vie de bonne qualité, 3/4 de verre; vin rouge, 1 litre. Faites macérer pendant vingt-quatre heures dans l'eau-de-vie, ajoutez le vin et laissez en contact pendant dix jours, en agitant de temps en temps. Passez et filtrez. Ce vin est un tonique amer. Il s'emploie à la dose de trois à quatre verres à madère par jour.

Vin de quinquina. — Quinquina gris concassé, 6o grammes, ou quinquina jaune, 3o grammes ; cognac, 3/4 de verre ou 1/2 verre d'alcool ; vin rouge, 1 litre. Préparez comme le vin de gentiane. Employé comme tonique aux mêmes doses que le vin de gentiane.

Lorsqu'on prépare le vin de quinquina avec les vins de Malaga, Madère, Frontignan, Xerès, etc., il faut supprimer l'alcool et l'eau-de-vie.

Vin de quinquina ferrugineux. — Le vin de quinquina ferrugineux se prépare avec le vin de de quinquina gris préparé avec le Malaga blanc, dans lequel on fait dissoudre 5 grammes de citrate de fer. Filtrez. Ce vin est tonique et reconstituant. Il doit être pris pendant les repas. Éviter d'employer les teintures et les extraits pour la préparation de ces vins.

Vinaigre de table. — C'est à l'usage du vinai-gre falsifié avec l'acide sulfurique (huile de vitriol) que l'on doit la fréquence des maladies de l'es-tomac. Les condiments préparés avec un vinaigre vitriolé : cornichons verts, oignons, etc., seront rigoureusement rejetés de l'alimentation.

Par le moyen très simple qu'indique M. A. Thomann, la falsification sera facile et peu coûteuse à reconnaître. Il suffit de verser quelques cuillerées du vinaigre soupçonné dans une assiette en porcelaine et l'on y met tremper quelques bandelettes de papier à filtrer blanc, puis on pose l'assiette sur un poêle ou un fourneau chauffé légèrement et on laisse l'évaporation se produire. Y a-t-il de l'acide sulfurique dans le vinaigre, le papier noircit et charbonne; le vinaigre est-il pur, de vin ou d'alcool, le papier reste blanc.

ALIMENTS POUR LES MALADES ET LES CONVALESCENTS

Blanc-manger. — On prend tous les blancs d'une volaille, dont on enlève la peau et la graisse, 15 grammes d'amandes douces et 4 grammes d'amandes amères mondées, on forme une pâte dans un mortier, on humecte peu à peu avec un litre de lait frais, on passe cette émulsion, on y délaie 25 grammes de farine, de semoule ou de fécule de pomme de terre. On place ce mélange sur un feu doux, en ayant soin de remuer doucement et continuellement jusqu'à ce qu'il prenne la consistance de crème; on y ajoute du sucre et de l'eau de fleurs d'oranger, de l'écorce de citron ou de la vanille.

Gelée de viande. — Faire bouillir dans 2 litres d'eau, pendant trois heures, une poule et un jarret de veau, puis passer au travers d'un tamis. On met ce bouillon dans un vase avec quelques gouttes de vinaigre et 125 grammes de sucre, on fait bouillir un quart d'heure, on ajoute trois œufs frais cassés, blancs et jaunes avec les coquilles; on fait bouillir jusqu'à ce que la gelée soit claire et réduite à trois quarts de litre; on passe dans une serviette mouillée et on place la gelée dans un endroit frais.

Autre gelée de viande. — Bœuf dégraissé et coupé en morceaux, 1 kilogramme; eau ordinaire, 2 litres; sel de cuisine, 6 grammes (une cuillerée à café); légumes : carottes, navets, poireaux, de chaque 60 grammes, et un jarret de veau. Faire bouillir à petit feu, écumez, réduisez à moitié, passez sur un linge fin et laissez refroidir. A prendre par cuillerée à café pendant la convalescence, dans la vieillesse et dans les maladies des voies digestives.

Potage à la reine (*velouté*). — Mettez dans une tasse de bouillon : poulet froid râpé, 20 à 30 grammes, et un jaune d'œuf. Battez un instant. Excellent pour les malades, les convalescents et les vieillards.

Revalescière (*Farine nutritive dite*). — Farine de lentilles, 1 kilogramme; farine d'orge, 500 grammes; sel de cuisine réduit en poudre, 100 grammes; mêlez et tamisez. Sert à préparer des potages, des bouillies et des déjeuners en y ajoutant du cacao en poudre.

QUATRIEME PARTIE

LES COSMÉTIQUES CHEZ SOI

Les cosmétiques, dans tous les temps et dans tous les pays, ont occupé une place importante dans la toilette (celle de la femme surtout) ; mais ce n'est que depuis une cinquantaine d'années que leur extension est devenue si considérable.

On entend par cosmétique toute préparation destinée à entretenir la beauté du corps humain.

La parfumerie, en général, ne doit être considérée que comme accessoire de l'hygiène, qui vient aider cette dernière à entretenir et conserver la beauté.

Il faut aussi qu'on le sache : la fatigue des traits, la flétrissure et la vieillesse anticipée, que l'on s'efforce de masquer par des maquillages plus ou moins habiles, ne peuvent guérir par ces artifices de toilette, si les causes qui les produisent (excès, privations, chagrins ou maladies profondes qui souvent ne sont pas soupçonnées) ne sont pas prévenues par une bonne hygiène ou guéries par la médecine.

Alcoolé de bois de Panama. — Écorce de Panama, 100 grammes ; alcool à 70 degrés, 400 grammes ; faites macérer pendant quatre jours, filtrez et ajoutez 1 gramme d'essence de bergamote. 100 grammes de cette préparation, mêlés avec 1/2 litre d'eau tiède, fournissent un liquide très utile pour dégraisser les cheveux, le cuir chevelu, les étoffes, etc.

Cheveux (*Chute des*). — En cas de pellicules ou d'alopécie commençante, faire des frictions légères sur le cuir chevelu, une fois par jour, avec la mixture suivante : alcool à 80°, 80 grammes ; alcool camphré, rhum, teinture de cantharides, glycérine, de chaque, 5 grammes ; chlorhydrate de pilocarpine, 50 centigrammes ; aromatiser à son goût. 2° Pommade pour arrêter la chute des cheveux et en activer la repousse : moelle de bœuf lavée à l'eau froide, puis fondue au bain-marie et passée sans expression sur un linge fin, 20 grammes ; baume nerval, 10 grammes ; extrait alcoolique de cantharides, 1 gramme 50 centigrammes ; sulfate de quinine, 1 gramme ; pilocarpine, 50 centigrammes ; huile rosat, 5 grammes ; alcool pour dissoudre l'extrait, quantité suffisante. Matin et soir, sur le cuir chevelu, on fera une douce friction avec cette pommade. Tous les huit jours, on fera le nettoyage de la tête et des cheveux avec l'alcoolé de bois de panama.

Chevelu (*Démangeaisons et pellicules du cuir*). —Matin et soir, faire sur le cuir chevelu des lotions avec le mélange suivant : alcool à 90°, 60 grammes ; alcoolat de romarin, 60 grammes ; acide chlorhydrique, 2 grammes ; eau de roses, 30 grammes.

Cold-Cream. (*Pour les soins de la peau et du visage.*) —Vaseline blanche, 50 grammes ; blanc de baleine, 15 grammes ; cire blanche, 7 grammes; eau de roses, 15 grammes ; teinture de benjoin, 4 grammes ; essence de roses, 3 gouttes ; mêlez l'eau de roses à la teinture de benjoin, passez le mélange sur une toile dans un vase au bain-marie ; d'autre part, faites fondre la vaseline, la cire et le blanc de baleine ; versez le tout dans le vase contenant le liquide aromatique, et agitez vivement jusqu'à refroidissement ; alors seulement ajoutez l'essence de roses.

Dentifrice *pour les porteurs de pièces dentaires (Lœrve)*. — Alcoolat de cresson, 25 grammes ; de cochléaria, 25 grammes ; teinture de cachou, 10 grammes ; de ratanhia, 10 grammes ; thymol pur, 50 centigrammes ; essence de romarin, 50 centigrammes ; mêlez ; mettre 15 à 20 gouttes de ce dentifrice dans un verre d'eau filtrée ou bouillie. En gargarisme et en rinçage de la bouche après chaque repas.

Dentifrice *(Élixir)*. — 1° Teinture de pyrèthre, 15 grammes ; de vanille, 15 grammes ; alcoolat de romarin, 30 grammes ; de menthe, 10 grammes ; de roses, 2 grammes ; teinture de cochenille, quantité suffisante pour colorer en rouge ; ce dentifrice est d'un parfum et d'un goût agréables. 2° Alcool à 90°, 125 grammes ; essence de menthe, 75 centigrammes ; d'anis, 50 centigrammes ; de badiane, 50 centigrammes ; de roses, 5 gouttes ; salol, 5 grammes ; mêlez. Une à deux cuillerées à café pour une verrée d'eau tiède, dans le cas d'inflammation des gencives.

Dentifrice *(Poudre)*. — 1° Magnésie calcinée, 20 grammes ; craie précipitée, 10 grammes ; iris pulvérisé, 5 grammes ; os de sèche pulvérisé, 5 grammes ; salol, 3 grammes ; bicarbonate de soude, 3 grammes ; essence de menthe ou autre quantité suffisante pour aromatiser. 2° Craie préparée, 20 grammes ; magnésie carbonatée, 3 grammes ; bicarbonate de soude, 2 grammes ; iris pulvérisé, 5 grammes ; saccharine, 1 gramme ; laque carminée, 1 gramme ; mêlez.

Eau de Botot instantanée. — Teinture de gayac, 50 grammes ; de girofle, 10 grammes ; de cannelle, 10 grammes ; de badiane, 10 grammes ; de cochenille, 10 grammes ; crème de tartre, 4 grammes ; essence de menthe, 4 grammes ; alcoolat de lavande, 150 grammes ; mêlez.

Eau de Cologne. — Alcool à 90°, 500 grammes ; essence de bergamote, 10 grammes ; essence de Portugal, 10 grammes ; essence de romarin, de citron, de fleur d'oranger, de chaque, 2 grammes ; mêlez ; laissez digérer en agitant de temps en temps, filtrez.

Eau dentifrice parfumée. — Alcool de menthe, 20 grammes ; alcool de lavande, 15 grammes ; alcool de gayac, 20 grammes ; teinture de myrrhe, 3 grammes ; mêlez. Quelques gouttes de cet élixir suffisent pour aromatiser l'eau qui doit servir à rincer la bouche.

Eau de lavande. — Alcool à 85°, 350 grammes ; eau distillée de roses, 30 grammes ; essence de lavande, 12 grammes.

Eau de Portugal. — Alcool à 85°, 150 grammes ; essence d'orange, 8 grammes ; essence de citron, 2 grammes ; essence de bergamote, 1 gramme ; essence de roses, 3 gouttes ; mêlez et filtrez.

Épilatoire. — 1° Le mélange épilatoire suivant est très recommandé par M. le professeur Unna. Il se compose de sulfure de baryum, 10 grammes ; de poudre d'amidon, 3 grammes ; d'oxyde de zinc,

3 grammes (pour une poudre à l'usage externe).
Pour s'en servir, on mélange une certaine partie de
cette poudre avec la quantité d'eau suffisante pour
obtenir une pâte que l'on applique à l'aide d'une
spatule sur les régions à épiler. Au bout de dix minutes environ, la pâte s'est desséchée. On l'enlève
alors, et au dessous on trouve la peau dépourvue de
poils. Cette pâte ne détermine jamais d'irritation, si
on a la précaution de ne pas l'appliquer deux jours
de suite sur la même région. — 2° *Collodion épilatoire.* — Iode, 25 centigrammes, faites dissoudre
dans 4 grammes d'alcool, et ajoutez au mélange suivant : huile de ricin, 1 gramme ; essence de térébenthine, 50 centigrammes ; collodion, 12 grammes.
Étendre une ou deux couchées par jour de ce vernis
sur la partie à épiler, pendant quatre jours de suite.
Au bout de ce temps, enlever les pellicules.

Lait virginal. — Eau distillée de roses, 100
grammes ; teinture de benjoin, 1 gramme ; mêlez en
versant l'eau de roses peu à peu sur la teinture de
benjoin.

**Pommade pour l'entretien de la cheve-
lure.** — Moelle de bœuf lavée à l'eau froide, fondue
au bain-marie et passée, sans expression, au travers
d'un linge fin, 30 grammes ; huile d'olive vierge, et
à défaut, huile d'amandes douces, 30 grammes ; essence (au goût de la personne), en quantité suffisante. Cette pommade est la meilleure pour entretenir les cheveux souples et brillants.

**Pommade pour arrêter la chute des che-
veux.** — Vaseline blanche, 25 grammes ; huile
d'amandes douces, 10 grammes ; paraffine, 10 gram-

mes ; alcoolat de lavande, 5 grammes ; alcoolat de cantharides, 2 grammes ; sulfate de quinine, 2 grammes ; tannin, 1 gramme ; essence de roses, 2 gouttes.

Taches et éruptions du visage. — Tous les soirs, faire une application de la pommade suivante : beurre de cacao, 10 grammes ; vaseline blanche, 20 grammes ; baume du Pérou, 4 grammes ; précipité blanc, 1 gramme 50 centigrammes ; mêlez. Cette application a lieu le soir, après un lavage préalable de la peau avec de l'eau de Cologne ou de l'alcool ; la pommade est enlevée le lendemain matin.

Pour masquer les taches pendant le jour, on emploie un fard inoffensif, dont l'usage est très répandu dans la haute société viennoise. *Fard viennois :* vaseline blanche, 30 grammes ; chlorate de bismuth, 5 grammes ; kaolin, 5 grammes ; mêlez. Avec l'usage alternatif de ces deux préparations, les taches pigmentaires disparaissent sans altération de la peau.

Le fard viennois peut aussi servir à masquer les cicatrices et les rides. Il peut être coloré avec l'huile d'orcanète, depuis le rouge le plus intense jusqu'au rose le plus tendre.

Taches de rousseur. — Chlorhydrate d'ammoniaque, 4 grammes ; acide chlorhydrique médicinal, 5 grammes ; glycérine pure, 30 grammes ; lait virginal, 50 grammes ; mêlez. Pour usage externe. Matin et soir, on touche les taches de rousseur avec un pinceau imbibé de cette solution.

Vinaigre de toilette. — Eau de Cologne, 120 grammes ; vinaigre radical, 6 grammes ; teinture de benjoin, 2 grammes ; agitez et filtrez. Cette préparation est recommandable par sa simplicité, sa facilité de préparation et son excellente-qualité.

Les vinaigres de toilette ne doivent jamais être appliqués aux soins de la bouche et du visage.

Vinaigre virginal (*pour la toilette*). — Esprit de vin, 6o grammes ; vinaigre fort, 6o grammes ; benjoin, 6o grammes ; faites macérer pendant quinze jours, en agitant de temps en temps ; filtrez. Quelques gouttes ajoutées à l'eau la rendent laiteuse en lui communiquant un parfum agréable et des propriétés toniques pour la peau.

Le choix des cosmétiques n'est pas aussi indifférent qu'on pourrait le croire, surtout lorsqu'il s'agit de cosmétiques spéciaux, destinés à faire disparaître certaines altérations, soit du teint, soit de la bouche et des dents, soit du cuir chevelu et des cheveux. Avec de bons cosmétiques et sans maladie profonde de l'organisme, la femme aura toutes les chances pour retarder la marche du temps et pour arriver, jeune et fraîche encore, à un âge avancé.

TABLE DES MATIÈRES

A

B

E

F

G

H

I

O

P

R

S

T

U

V

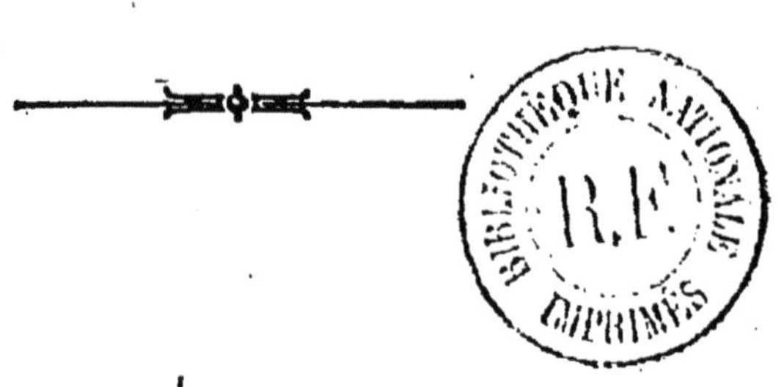

POITIERS. — IMP. BOUSREZ.

BULLETIN

DES

ANNONCES

GLYCÉROPHOSPHATE DE CHAUX GRANULÉ

DALLOZ

Une à deux cuillers à café à chaque repas dans eau, vin, etc... Une cuiller à café contient o gr. 3o de *Glycérophosphate de chaux.*

INDICATIONS THÉRAPEUTIQUES. — 1º *Comme médicament nervin :* Neurasthénie, hypocondrie, troubles mentaux avec dépression nerveuse, hystérie, tabes, névralgies, impuissance, etc.

2º *Comme médicament osseux :* Rachitisme, tuberculose osseuse (carie, mal de Pott, etc.), fractures, arthrites, rhumatismes, tuberculose pulmonaire, etc.

Hémoglobine granulée Dalloz

Une à deux cuillers à café à chaque repas, dans vin, eau, etc., etc. Une cuiller à café contient o gr. 5o d'*Hémoglobine.*

INDICATIONS. — Chlorose, anémie essentielle ou symptomatique : anémie à la suite d'hémorragies, parasitaire, tropicale, à la convalescence des maladies infectieuses, hémoglobinurie, etc.

Tridigestine granulée Dalloz

Mélange en proportions égales des trois digestines pepsique, diastasique et pancréatique. Une cuiller à café contient o gr. 1o de *pepsine,* o gr. 1o de *diastase,* et o gr. 1o de *pancréatine.*

A ordonner dans les dyspepsies rebelles ou compliquées et les gastro-entérites chroniques, et quand il existe un mauvais fonctionnement de tout le tube digestif.

A prendre avant le repas dans un peu d'eau à la dose de une à deux cuillerées à café.

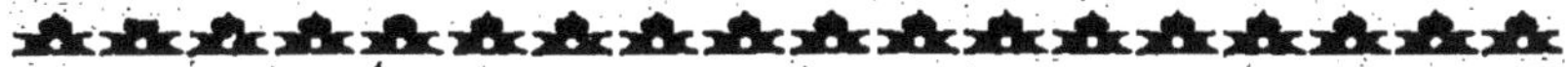

CORDIAL - LIQUEUR

DE

Révérend Seigneur Alexis

Le cordial-liqueur de Révérend Alexis, que nous recommandons spécialement aux vrais gourmets et à toutes les personnes qui désirent conserver la santé, est la seule liqueur vraiment hygiénique par excellence. Les principes toniques, vulnéraires et aromatiques stimulants des plantes qui entrent dans sa composition, en font un véritable cordial de santé.

Voici comment, en l'an de grâce 1514, le Révérend Alexis faisait connaître sa découverte : « Voulant pour le bien public communiquer aucunes choses, tant par moy cherchées et trouvées par longues expériences, et à sept ans tout du long éprouvée, cette manière de garder et d'établir la santé et jeunesse, mettray premièrement la manière de faire une liqueur très précieuse, de vertu inestimable, confortative et restaurative, auxquelles consiste la santé, la vigueur de corps et d'esprit, et prolonge la vie à celuy qui en use. On ne sçaurait assez dignement estimer sa vertu, et encore moins louër la grande bonté de Dieu le créateur, qui donne telle vertu aux choses, et ouvre l'entendement des hommes pour les connaître et en sçavoir user au profit et utilité de ses créatures. » (V. *Aphorismes du Révérend Alexis*, page 40.)

Le cordial de Révérend Alexis se prend à la fin des repas. Entre les repas, une grande cuillerée à soupe mêlé à une tasse à café noir — d'eau chaude ou froide, selon les saisons —, suffit pour préparer une délicieuse et bienfaisante boisson dont l'effet est de favoriser la digestion, dissiper la lourdeur de tête, la tendance au sommeil, prévenir les nombreux malaises de l'estomac, relever et soutenir les forces des personnes affaiblies, fatiguées par l'âge, le travail et le surmenage de toutes sortes.

Prix de la bouteille : 5 francs.

Dépositaires à Paris
{ Pour la rive droite, M. DUBOIS, 26, 28, 3o, galerie Vivienne ;
Pour la rive gauche, M. BRU-NET, négociant, 48, rue de Rennes, au coin du boulevard Saint-Germain.

Pour la vente en gros, s'adresser à Mme Az. JORET, 109, rue du Bac, Paris.

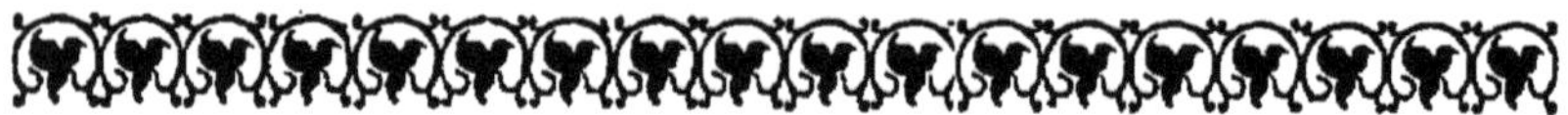

MIGRAINES

Leur guérison par une seule dose de cérébrine

Cette liqueur agréable agit directement sur les centres nerveux ; prise à n'importe quel moment d'un accès de *migraine* ou de *névralgie*, le fait disparaître en moins de 10 à 15 minutes. La *Cérébrine* agit merveilleusement contre les névralgies faciales, intercostales, rhumatismales et sciatiques, le vertige stomacal, et par-dessus tout contre les coliques périodiques. Echantillon *franco* par poste, 1 fr. 50 ; flacons, 3 et 5 fr. E. FOURNIER, pharmacie du Printemps, 114, rue de Provence, Paris, et dans toutes les pharmacies. — Envoi de la notice *franco*.

semoule fine spéciale, véritables biscottes de Bruxelles
pour les enfants et les dyspeptiques.

Farines nutritives et analeptiques. Farine de
pois, lentilles, fèves, haricots, de châtaignes, d'orge, de
maïs, etc., Salep de Perse, café de glands doux, fécule
de palmier, sagou, crème de tapioca, orge fine, etc.

Alimentation des diabétiques, des anémiques et des
obèses. — Produits au gluten pur, chocolat sans sucre,
cacao pur.

Suralimentation. Poudre suralimentaire chocolatée de F. Dubois. Cette
poudre renferme, sous un petit volume, les substances
les plus nutritives (20 gr. de poudre représentent 100 gr.
de viande fraîche). Elle est à base de poudre de viande
de bœuf, de farine de gluten, d'œuf, de cacao pur et de
sucre vanillé. On l'emploie aux déjeuners ou au goûter,
cuite cinq minutes dans du lait ou de l'eau. Elle rend de
précieux services aux mères, aux nourrices, aux enfants,
aux anémiques, aux jeunes filles, aux vieillards, aux
malades et aux convalescents.

Dépôt du Cordial-Liqueur de Révérend
Alexis. Cette liqueur doit sa légitime réputation aux
merveilleuses propriétés des plantes vulnéraires, toniques et aromatiques, qui entrent dans sa
composition, et dont les effets sont de favoriser les fonctions digestives, relever et soutenir les forces.
   Le cordial de Révérend Alexis se prend à la fin des
repas. Entre les repas, mêlé à de l'eau froide ou chaude
— selon la saison — il constitue une boisson aussi saine
que bienfaisante.

Prix de la bouteille : 5 francs

Expéditions dans Paris et en province

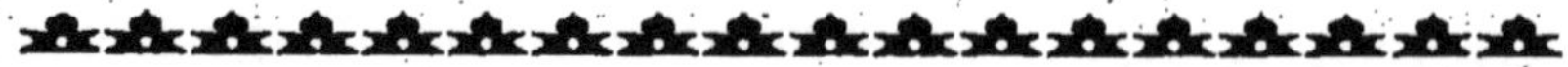

VÉRITABLE CORDIAL-VULNÉRAIRE

(Eau de mélisse vulnéraire)

DE

Révérend Seigneur Alexis

A l'intérieur, pris à la dose de quelques gouttes sur un morceau de sucre et de une demie à une cuillerée à café dans un demi-verre d'eau sucrée, le véritable cordial-vulnéraire de Révérend Alexis est souverain dans les cas de malaise, d'indisposition subite, de digestion laborieuse, d'émotion violente, de faiblesse, de défaillance et de syncope. A l'extérieur, il jouit d'une efficacité remarquable en friction ou en compresse, pur ou étendu de son volume d'eau comme résolutif contre : coup, chute, contusion (sans plaie), foulure, entorse, rhumatisme, douleur, piqûre d'insecte, etc.

Il est de la plus élémentaire prudence d'avoir toujours à sa disposition un vulnéraire aussi précieux.

Prix d'un flacon : **1 fr.** ; *franco*, **1 fr. 50** ; trois flacons, **3 fr. 75** ; et six flacons, **6 fr.**, rendus *franco* à la gare la plus rapprochée du destinataire.

Expédition, contre mandat ou bon de poste, à Mme AZ. JORET, 109, rue du Bac, PARIS ; chez MM. les dépositaires du Cordial-Liqueur de Révérend Alexis, et chez les principaux épiciers, herboristes, etc.

Il a pour effet d'éloigner les accès, de diminuer leur intensité et de les faire disparaître.

MODE D'EMPLOI

Dose : Une cuillerée à café de poudre à faire infuser quelques minutes dans une tasse à thé d'eau bouillante. Sucrer à volonté et agiter avant de boire afin d'avaler la poudre avec l'infusion.

À prendre tous les soirs en se couchant, lorsque la digestion sera faite.

Pendant les accès, une dose matin et soir.

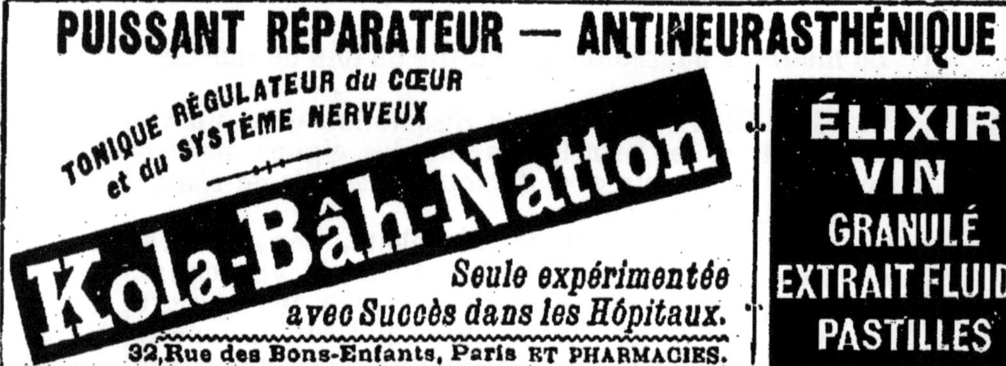

CAFÉ NÈGRE de Natton

LE CAFÉ NÈGRE, *cassia occidentalis*, est un remède populaire dans les pays de sa production.

Puissant réparateur des forces vitales languissantes ou affaiblies par l'âge, les veilles ou les maladies, les indigènes l'emploient avec succès dans *l'anémie*, la *chlorose*, les *maux d'estomac*, les *digestions difficiles*, la *convalescence des maladies graves*, les *fièvres de marais*, les *fièvres rebelles*, etc.

Il est d'un grand secours pour faciliter et régulariser les fonctions menstruelles chez la femme, combattre les accidents qui accompagnent l'époque de la formation chez la jeune fille, et pour aider au développement des jeunes gens des deux sexes.

Mode d'emploi : *Le Café Nègre* se prend en infusion préparée comme le café ordinaire.

La dose est d'une à deux cuillerées à bouche pour une tasse d'infusé sucré à volonté; une ou deux tasses par jour : à jeun ou immédiatement après le repas.

DÉPOT de ces produits : J. Natton, 32, rue des Bons-Enfants, Paris. — EN VENTE : Pharmacie de la Banque de France, 35, rue Coquillière, Paris, et principales pharmacies.

canique, etc., enfin tout ce qui appartient au domaine
de la science, tout ce qui touche à nos lois et à notre
organisation sociale, tout ce que l'on a intérêt à connaître, quelle que soit la position que l'on occupe, se trouve
dans le *Dictionnaire des Dictionnaires* qui condense en
lui la totalité des connaissances humaines à la veille du
XXe siècle.

Ajoutons que, par l'étendue des matières qu'il contient, par la nouveauté des renseignements qui y sont
condensés, par la correction du texte, enfin par la modi-
cité de son prix, ce monument bibliographique constitue
une œuvre de vulgarisation, un outil à la portée de tous,
qui offre aux gens du monde et aux gens d'études, la
substance de presque tous les ouvrages spéciaux et
l'équivalent d'une bibliothèque complète.

Il y a dans ce recueil quatre-vingt millions de lettres,
c'est-à-dire la contenance de 80 volumes in-8° ordinaires.
La grande généralité de l'épiscopat français et étranger
a souscrit à cette œuvre d'un vrai chrétien, la bénis-
sant et l'encourageant de leurs vœux; la presse en a fait
unanimement l'éloge le plus flatteur.

NOTA. — Nous attirons tout particulièrement l'attention de nos lecteurs sur le *Supplément illustré* du
Dictionnaire des Dictionnaires.

Ce magnifique volume grand in-4° à trois colonnes,
fort de 1300 pages, renferme près de 14000 gravures et
a valu à son auteur, outre des adhésions nouvelles et
très nombreuses, les plus chaleureuses félicitations.

Aux acheteurs du *Dictionnaire des Dictionnaires* qui
en manifestent le désir et avec des références, il est
consenti les plus grandes facilités de paiement.

2° **LA BULGARIE AUX BULGARES (hier,
aujourd'hui, demain, 1895), par l'abbé
Léopold DUPUY-PEYAU**, Vicaire-général,
Procureur délégué de l'archevêque de Bulgarie
pour la France et la Belgique; préface par le
comte A. DE SAINT-SAUD, chevalier de Malte.
— Magnifique volume in-8° raisin, belles et
nombreuses gravures. Prix : **4 fr.**